4 bis 7 Jahre

Gabriela Rosenwald

# Der gesunden Ernährung auf der Spur



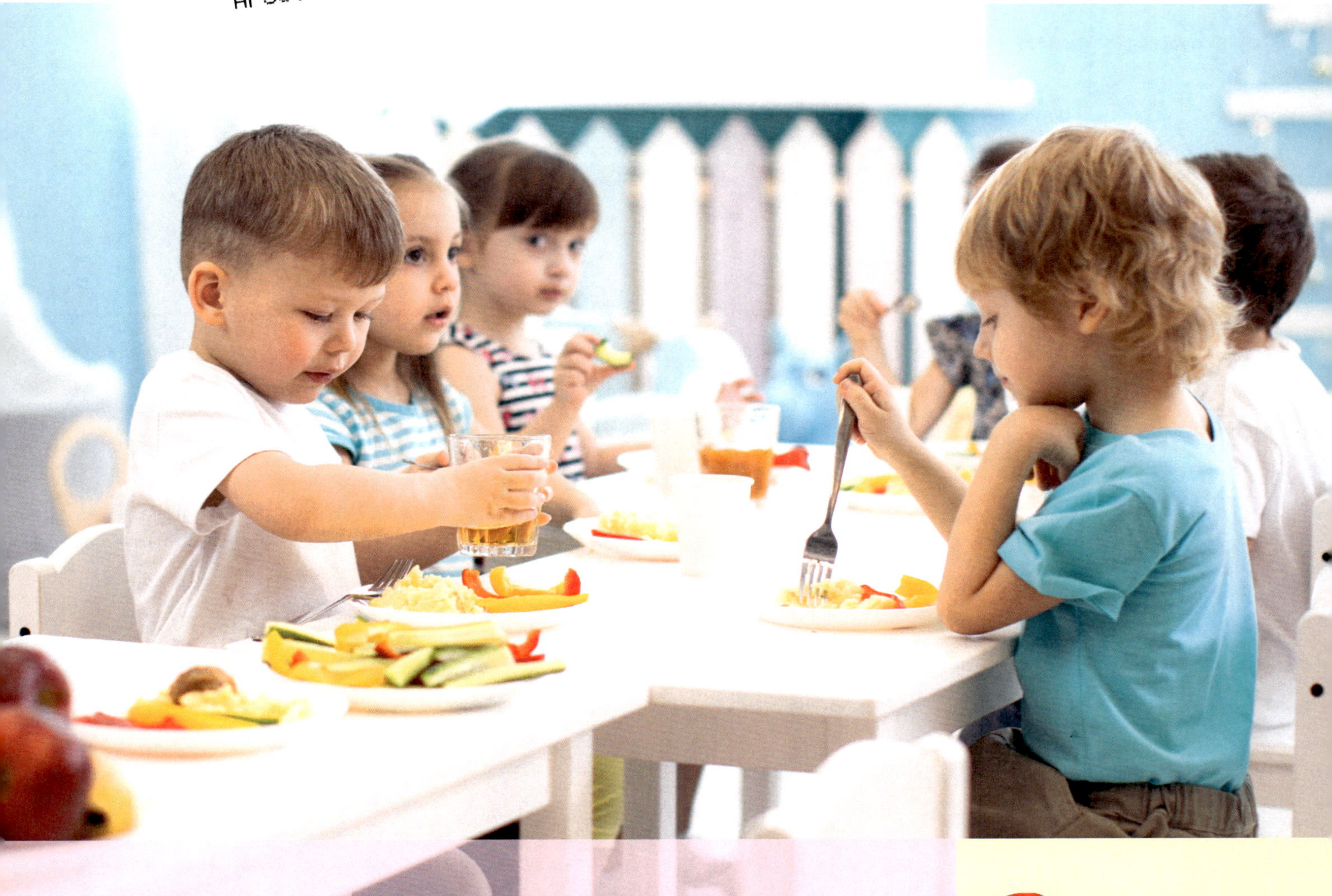

## Nährstoffe durch Spielen und Basteln erforschen

Lernen mit Erfolg
KOHL VERLAG
www.kohlverlag.de

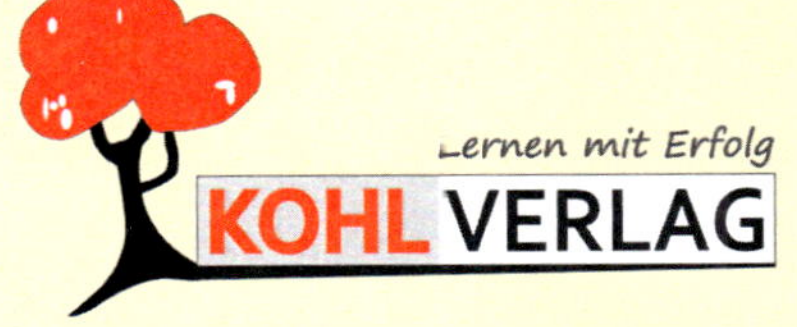

# Der gesunden Ernährung auf der Spur

## Nährstoffe durch Spielen und Basteln erforschen

1. Auflage 2023



Inhalt: Gabriela Rosenwald
Coverbild: © Oksana Kuzmina – AdobeStock.com
Redaktion: Kohl-Verlag
Grafik & Satz: Eva-Maria Noack & Kohl-Verlag
Druck: Druckerei Flock, Köln

**Bestell-Nr. 12 844**

**ISBN: 978-3-98558-240-2**

**Bildquellen © AdobeStock.com**

**S. 4**: famveldman; **S. 5**: mates, ArTo, Игорь Гусев, Björn Wylezich, VRD, Zeralein, Moving Moment, AlenKadr, FSEID, emilio100, emuck, Mara Zemgaliete, Atlas (1), Lumos sp; **S. 6**: Sutthituch, Misses Jones, phanasitti, TrudiDesign, Tatyana Sidyukova, Africa Studio, euthymia, Tim UR, kolesnikovserg, karandaer, Elena Schweitzer, shistriga, womue; **S. 7**: Gorelova, Axel Bueckert; **S. 8**: yanushkov, JungleOutThere, strilets, ylivdesign, akf, airdone, djvstock, airdone, Jemastock, Stockgiu, sava-nna, alloova, Apixsala; **S. 9**: bit24, maru54; **S. 10**: janvier, Gstudio, mates, Markus Mainka, winston, Elena Schweitzer, ohmphongsakou, armasch, akf, Insdes; **S. 11**: sorokina, bbgreg, seppou, LaGorda; **S. 12**: Good Studio; **S. 13**: val 1982, Markus Mainka, mates, oxie99; **S. 14**: Africa Studio; **S. 15**: Anna Romanovskaya, margo555, runrun2, hjschneider, Denis Braun; **16**: Heike Rau, fineat-collection; **17**: Ideenkoch; **18**: Sky Masterson, Igor Zakonoski, Vector Tradition, Sentya; **19**: grey, Marek Gottschalk, wiparat, motorolka amphaiwan, Inrii Kachkovskyi, garran333, Markus Mainka, sommai, PhotosED, boonchnay; **20**: smspsy, Thomas Francois; **21**: i-picture, iMAGINE, obynmac, Klaus Eppele, unpict, den781, Iglira; **22**: akaomayo, Maxim Grebeshkov; **23**: ilyakalinin, GraphicsRF; **24**: ninamunka, castecodesign, cirodelia; **25**: bmarya83, iMAGINE, Tamara Kulikova, Markus Mainka, Tim UR, nortongo, toputp, Inrii Kachkovskyi; **26**: virinaflora, Misses Jones, akaomayo, Wojciech Boruch, ExQuisine, emilio100, lightgirl, Andrey Starostin, Björn Wylezich, beckystarsmore, ghrzuzudu, Homner, Lumos sp; **27**: cirodelia; **28**:Igor, Nina, airdone, wektorygrafika, ghrzududu, abbydesign, Shawn Hempel, Irina, Jemastock, daffodrilded; **29/30/32**: Ksenia, Peter, pixelrobot, mates, Anna Sedneva, T.Lagerwall, euthymia, KVasay, FreeSoulProduction; **31**: Good Studio

**Bildquellen: © wikipedia.com**

**S. 27:** Ernährungspyramide (Magnus Manske)



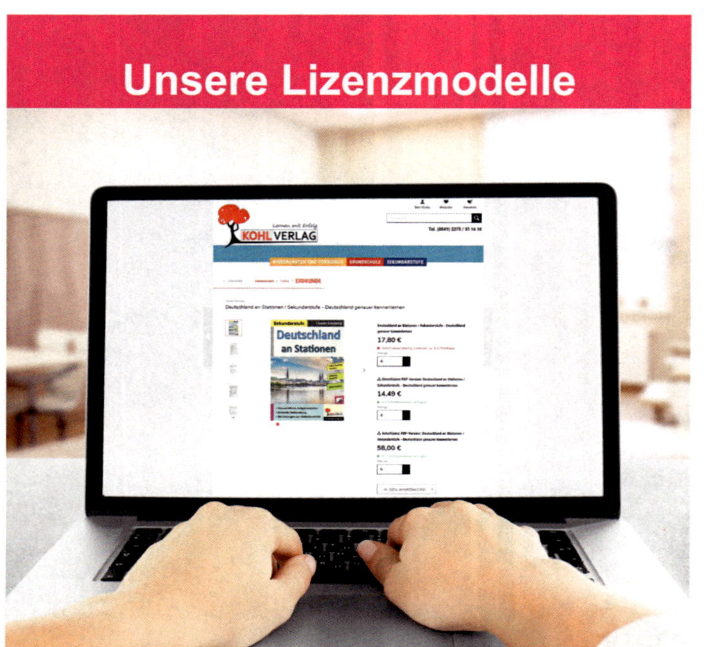


### Der vorliegende Band ist eine Print-Einzellizenz

Sie wollen unsere Kopiervorlagen auch digital nutzen? Kein Problem – fast das gesamte KOHL-Sortiment ist auch sofort als PDF-Download erhältlich! Wir haben verschiedene Lizenzmodelle zur Auswahl:

| | Print-Version | PDF-Einzellizenz | PDF-Schullizenz | Kombipaket Print & PDF-Einzellizenz | Kombipaket Print & PDF-Schullizenz |
|---|---|---|---|---|---|
| Unbefristete Nutzung der Materialien | x | x | x | x | x |
| Vervielfältigung, Weitergabe und Einsatz der Materialien im eigenen Unterricht | x | x | x | x | x |
| Nutzung der Materialien durch alle Lehrkräfte des Kollegiums an der lizenzierten Schule | | | x | | x |
| Einstellen des Materials im Intranet oder Schulserver der Institution | | | x | | x |

Die erweiterten Lizenzmodelle zu diesem Titel sind jederzeit im Online-Shop unter www.kohlverlag.de erhältlich.

# Inhalt




Der gesunden Ernährung auf der Spur – Bestell-Nr. 12 844

KOHL VERLAG

# Vorwort

Von Geburt an nimmt die Nahrung großen Einfluss auf unsere Entwicklung und unser Wohlbefinden. Unsere Kinder sollten daher schon im frühen Alter erfahren, wie wichtig unsere tägliche Nahrung ist und wie sie sich zusammensetzt. In diesem Band wird das Grundwissen über gesundes Essen spielerisch in Form von ansprechenden Zuordnungsspielen, Malvorlagen oder interessanten Versuchen vermittelt. Hinzu kommen ein paar einfache Rezeptvorschläge, die sich zusammen mit interessierten Kindern ohne großen Aufwand umsetzen lassen. Dies ist kein wissenschaftliches Werk. Es soll unseren Kindern nur die Grundbegriffe aufzeigen.

- Flüssigkeit ist wichtig für den Stoffwechsel. Sie bildet die Basis einer gesunden Ernährung. Ein Kind sollte etwa 800 ml am Tag trinken, vorwiegend Wasser.

- Für Gemüse und Obst gilt: Jeder sollte davon 5 Portionen über den Tag verteilt essen. Ein gutes Maß für eine Portion ist die eigene Hand. So wachsen die Portionen mit – entsprechend dem Alter und dem Nährstoffbedarf.

- Vollkornprodukte enthalten Ballaststoffe. Sie liefern entschieden mehr Nährstoffe als Weißmehlprodukte. So gehören Vollkornprodukte zur gesunden Ernährung. Wichtige Ballaststoffe sind außerdem in Kartoffeln, Gemüse, Hülsenfrüchten und Obst enthalten.

Ein gemeinsamer Einkauf, ein Besuch auf einer Streuobstwiese, oder gar ein eigener Garten am Kindergarten oder an der Schule vermitteln weitere Lernimpulse und Informationen.

Viel Freude und Erfolg mit den folgenden Seiten wünschen
der Kohl-Verlag und

*Gabriela Rosenwald*

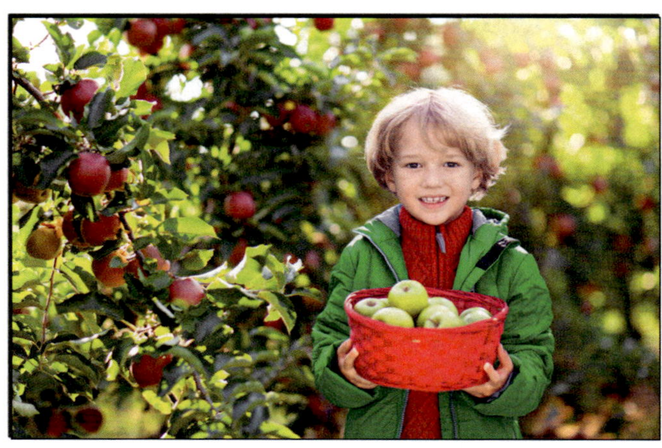

# Kohlenhydrate

## Wo kommen Kohlenhydrate (Zucker und Stärke) vor?

**Kohlenhydrate** sind in vielen Lebensmitteln enthalten, vom Gemüse über Obst hin zu Brot und Kartoffeln.

**„Gute"** Kohlenhydrate sind solche, die dem Körper wertvolle Energie liefern und zugleich lange satt machen, wie z. B. Vollkornprodukte.

**„Schlechte"** Kohlenhydrate stillen nur ganz kurz den Hunger, wie Schokolade und Süßigkeiten. Dann muss man wieder essen. Kuchen, Süßigkeiten, Schokolade und Pommes enthalten Kohlenhydrate. Auch enthalten sie viel Fett.

<u>Aufgabe 1</u>: *Welche Lebensmittel enthalten Kohlenhydrate, die lange satt machen? Kreise sie grün ein*

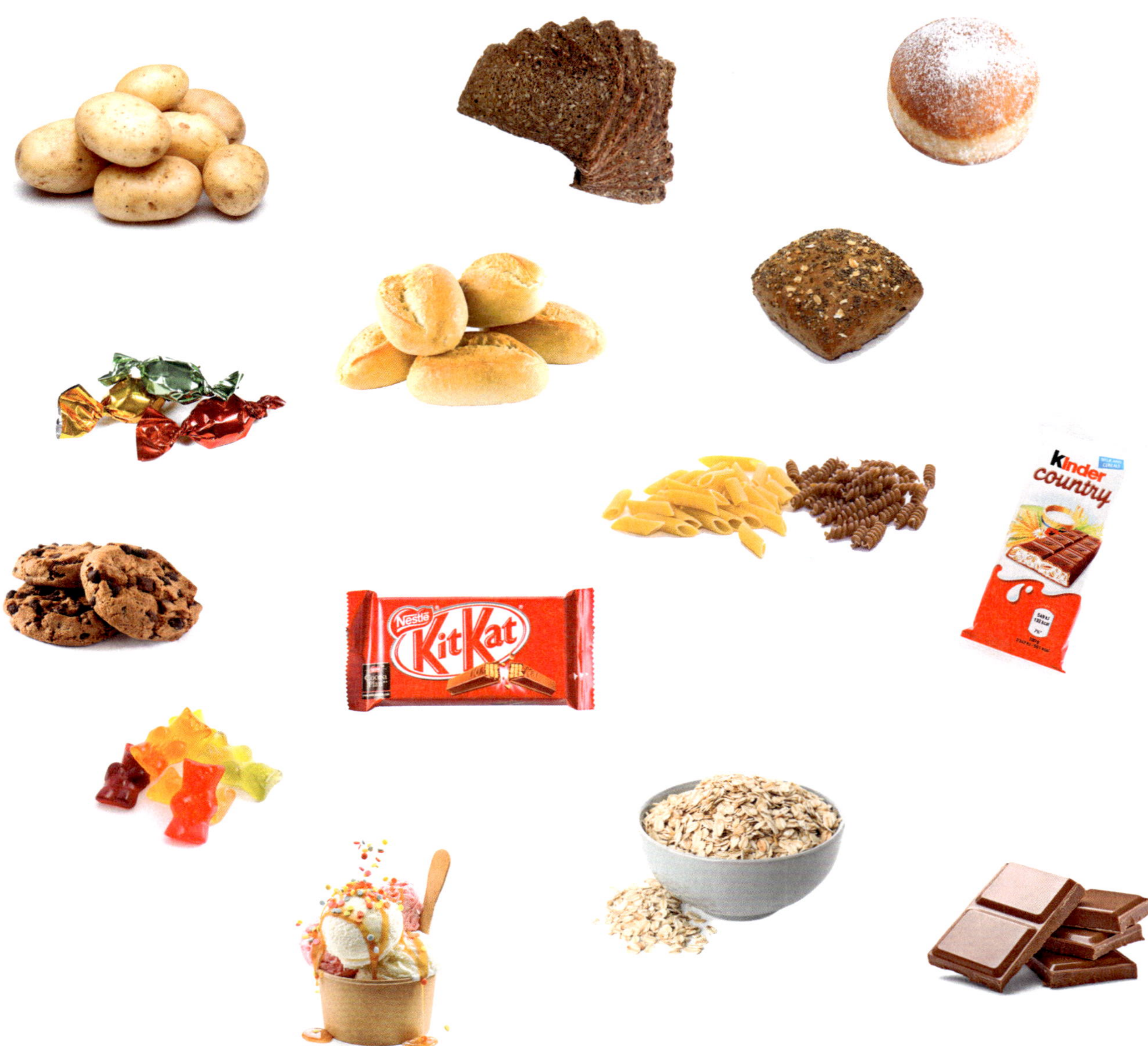


Der gesunden Ernährung auf der Spur – Bestell-Nr. 12 844
KOHL VERLAG

# Eiweiß

**Eiweiße** werden auch Proteine genannt. Sie lassen unseren Körper wachsen. Eiweiße braucht unser Körper zum Aufbau von Muskeln, Organen, Knochen und Zellen. Da unser Körper keinen Eiweißspeicher besitzt, muss er regelmäßig mit Eiweiß versorgt werden.

- Tierisches Eiweiß steckt in Fleisch, Fisch, Eiern und Milch.
- Pflanzliches Eiweiß finden wir in Samen, Pilzen, Getreide, Nüssen und Hülsenfrüchten wie Linsen, Erbsen oder Bohnen.

Wir weisen Eiweiß in der Milch nach:

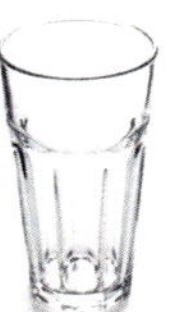

**Ihr braucht:**

- ein Glas
- frische Vollmilch
- eine halbe Zitrone

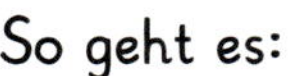

**So geht es:**

- Ein Glas wird zu Hälfte mit Milch gefüllt.
- Danach wird etwas Zitronensaft zur Milch ins Glas gegeben und mit dem Löffel gut umgerührt.
- Das Aussehen der Milch wird nun genau betrachtet.

**Beobachtung:** Die Milch flockt aus, Eiweiß setzt sich ab

Aufgabe 2: a) *Erkläre, wozu unser Körper Eiweiß braucht.*

b) *Was ist tierisches Eiweiß? Was ist pflanzliches Eiweiß?*

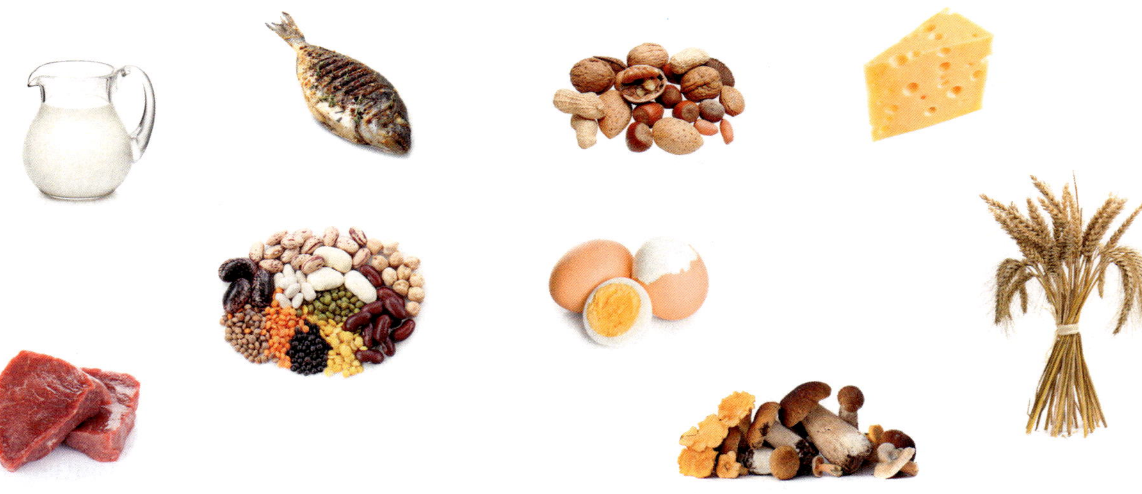

## Fette

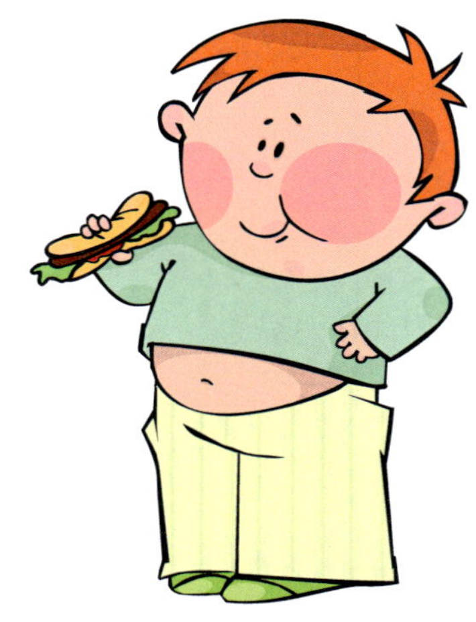

**Fett** ist wichtig für unseren Körper. Er braucht Fett, um gesund und kräftig zu bleiben. Zu viel Fett ist jedoch ungesund und macht dick. So ist es wichtig zu wissen, welche Nahrungsmittel viel Fett enthalten.

Gesunde Fette sind in Olivenöl, Rapsöl, Lachs und Nüssen.
Ungesunde Fette findet man in Butter, Speck und Schmalz.

**Ihr braucht:**

- 4 Kaffeefiltertüten
- Schere
- Schneidebrett
- Messer
- Pipette
- verschiedene Nahrungsmittel, zum Beispiel: Käse, Kartoffel, Gurke, Sahne, Apfelsaft, Brot, Wurst, Milch .

**So geht es:**

- Die Kinder schneiden die Filtertüten auseinander, sodass es acht gleich große Papiere gibt.
- Auf jedem Papier wird ein Nahrungsmittel notiert (oder die Kinder malen es an den Rand), damit es nachher keine Verwechslungen gibt.
- Nun schneiden die Kinder die Nahrungsmittel in würfelgroße Stücke.
- Mit der Schnittfläche der Würfel wird vorsichtig über das Filterpapier gerieben oder getupft.
- Mit der Pipette geben die Kinder 2 – 3 Tropfen Apfelsaft, Milch und Sahne auf das Filterpapier.
- Dann wird das Papier zum Trocknen zu Seite gelegt.
- Wenn die Filterpapierstücke getrocknet sind, schaut sie gegen das Licht an.

**Beobachtung:**

Auf den Löschpapieren von Käse, Sahne, Wurst und Schokolade siehst du einen durchscheinenden Fleck. Die anderen Filterpapierstücke von Kartoffel, Gurke, Apfelsaft und Brot sehen wieder aus wie vorher.

**Erklärung:**

In manchen Nahrungsmitteln ist Fett enthalten, in anderen nicht. Fett macht auf Papier Flecken, die nicht mehr weggehen, das Wasser hingegen verdunstet wieder. Käse, Sahne, Wurst und Schokolade enthalten Fett, deshalb seht ihr dort die Flecken. In Kartoffel, Gurke, Apfelsaft und Brot ist kein Fett, das Wasser ist auf dem Filterpapier wieder verdunstet.

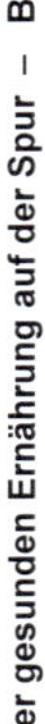

KOHL VERLAG Der gesunden Ernährung auf der Spur – Bestell-Nr. 12 844

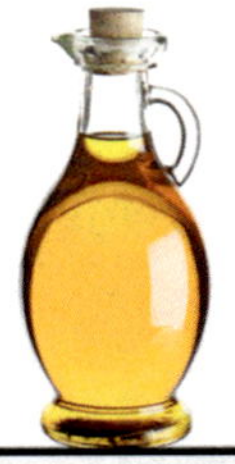

## Fette

Unser Körper braucht Fett. Doch es gibt **„gute"** und **„schlechte"** Fette. Die guten Fette kommen aus der Natur und werden ungesättigte Fettsäuren genannt. Wir finden sie in Pflanzenölen wie Oliven- oder Rapsöl, in Avocados, Nüssen oder im Lachs. Diese Fette enthalten „Bausteine", die für unseren Körper lebensnotwendig sind. Da er sie nicht selbst bildet, müssen wir die ungesättigten Fettsäuren über das Essen zu uns nehmen.

Die „schlechten" Fette werden chemisch hergestellt. Meist heißt es dann „Fett, gehärtet" und es handelt sich um gesättigte Fettsäuren. Lebensmittel, die gehärtete Fette enthalten, sind manche Margarinen, Fette zum Frittieren, viele Kekssorten und abgepackte Kuchen, Süßigkeiten, Chips, Fertiggerichte – z. B. panierter Fisch und Pizza – und Brotaufstriche wie Erdnussbutter.

Viele Lebensmittel enthalten Fett, obwohl du es nicht auf den ersten Blick sehen kannst. Die sogenannten „versteckten Fette" sind in Fleisch, Wurst und Milchprodukten enthalten. Sie sollten nur in geringen Mengen gegessen werden.

<u>Aufgabe 3</u>: *Male die Bilder aus. Wo findest du gesunde Fette? Kreise die Bilder grün ein.*

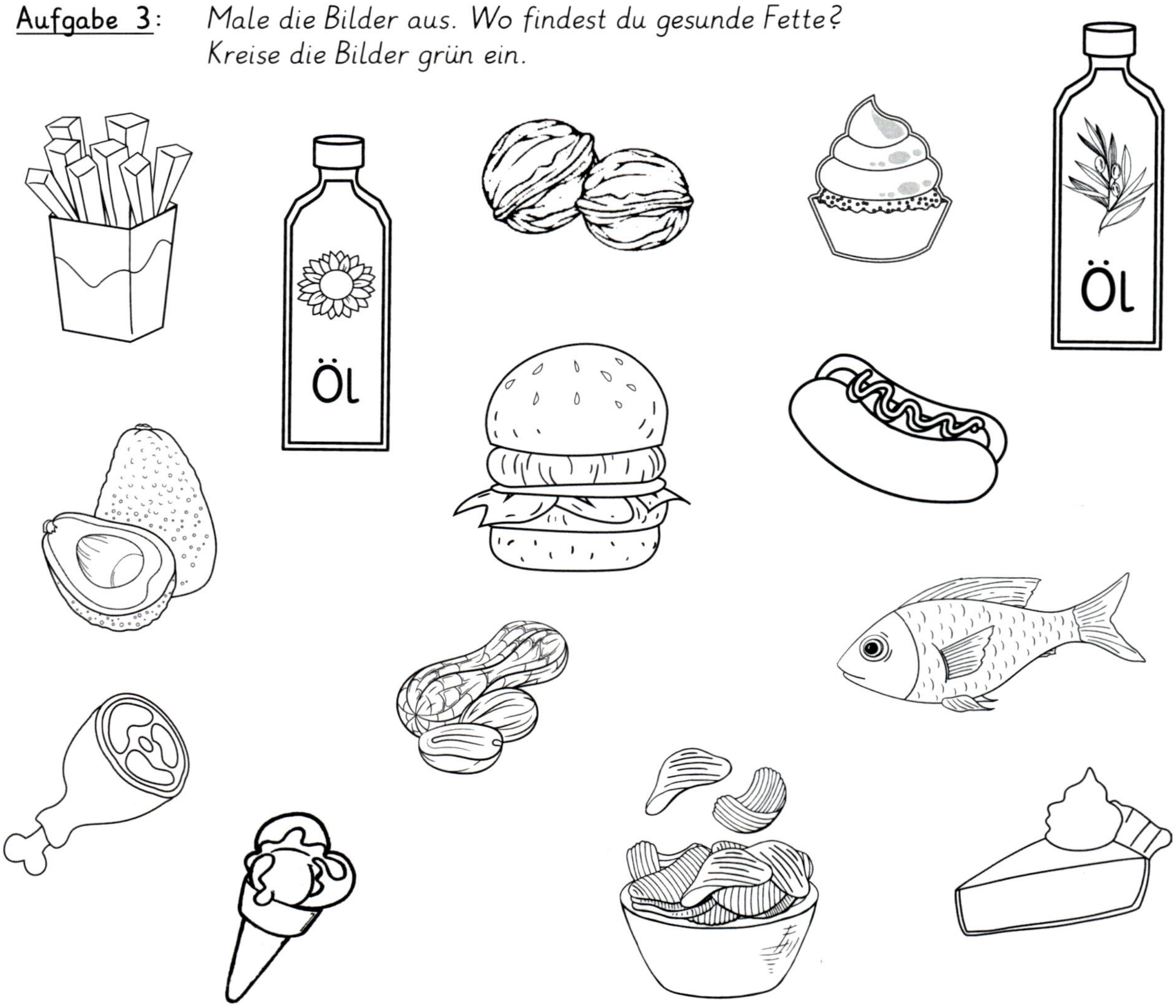

Öl

Öl

## Ballaststoffe

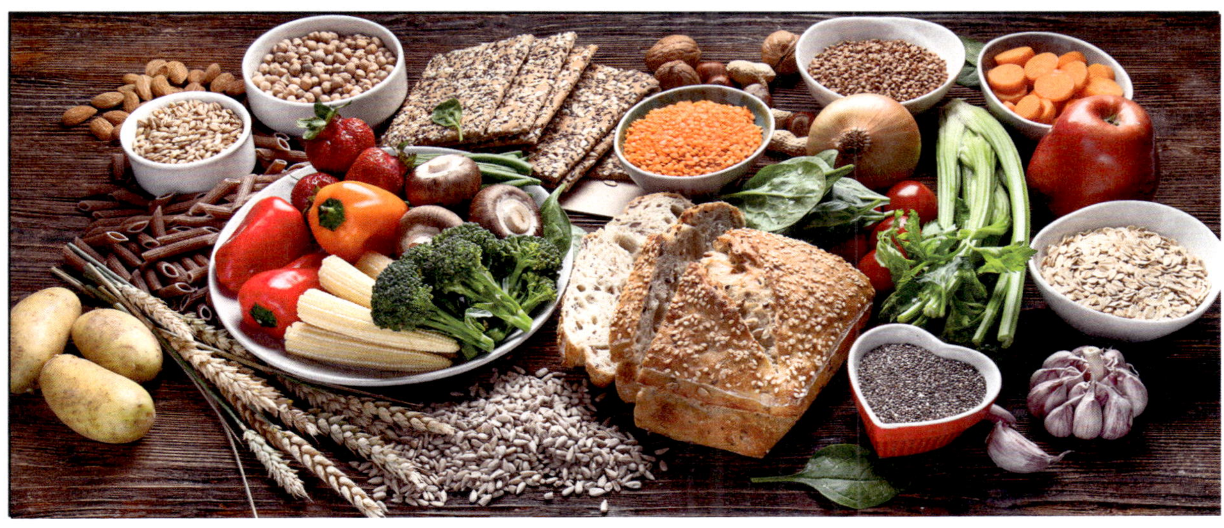

Ballaststoffe sind Kohlenhydrate, die der Körper eigentlich gar nicht verdauen kann. Sie kommen meist in pflanzlichen Lebensmitteln vor. Sie finden sich vor allem in Vollkorngetreide, Hülsenfrüchten, Obst, Gemüse und Nüssen. Lebensmittel von Tieren wie Fisch, Fleisch, Eier und Milchprodukte haben fast gar keine Ballaststoffe.

Ballaststoffe füllen unseren Magen. Deshalb machen Nahrungsmittel mit vielen Ballaststoffen auch satter. Sie reinigen unseren Darm und schützen uns vor Verstopfung.

Es gibt zwei Arten von Ballaststoffen:

- Die einen lösen sich in Wasser, sie sind wasserlöslich. Sie stecken vor allem in Gemüse, Bohnen, Erbsen, Linsen, Samen und Obst.
- Die zweite Art löst sich nicht in Wasser. Man nennt sie wasserunlösliche Ballaststoffe. Sie stecken in Vollkornprodukten und Haferflocken, aber auch in Pilzen.

<u>Aufgabe 4</u>: *Welches Bild zeigt wasserlösliche Ballaststoffe, welches wasserunlösliche?*

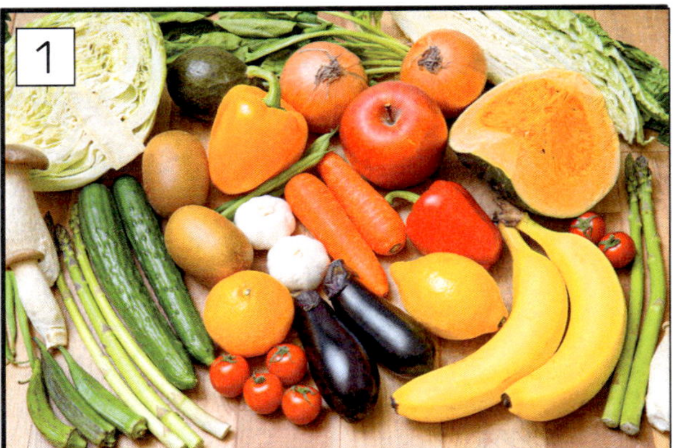


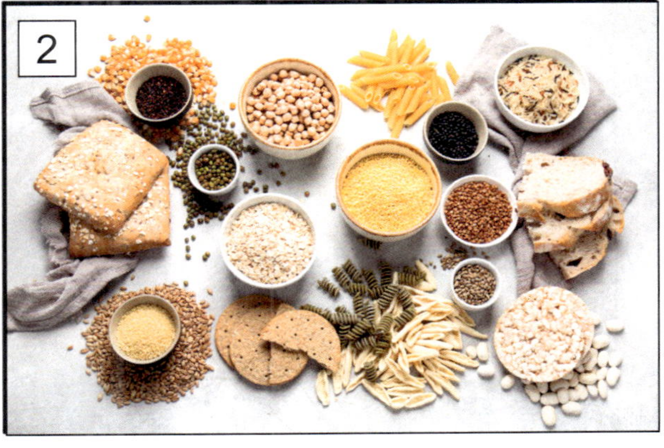

# 1 Die Bausteine unserer Nahrung

Aufgabe 5: *Schneide die Puzzle-Teile aus und setze das Puzzle so zusammen, dass sich ein Rechteck ergibt.*

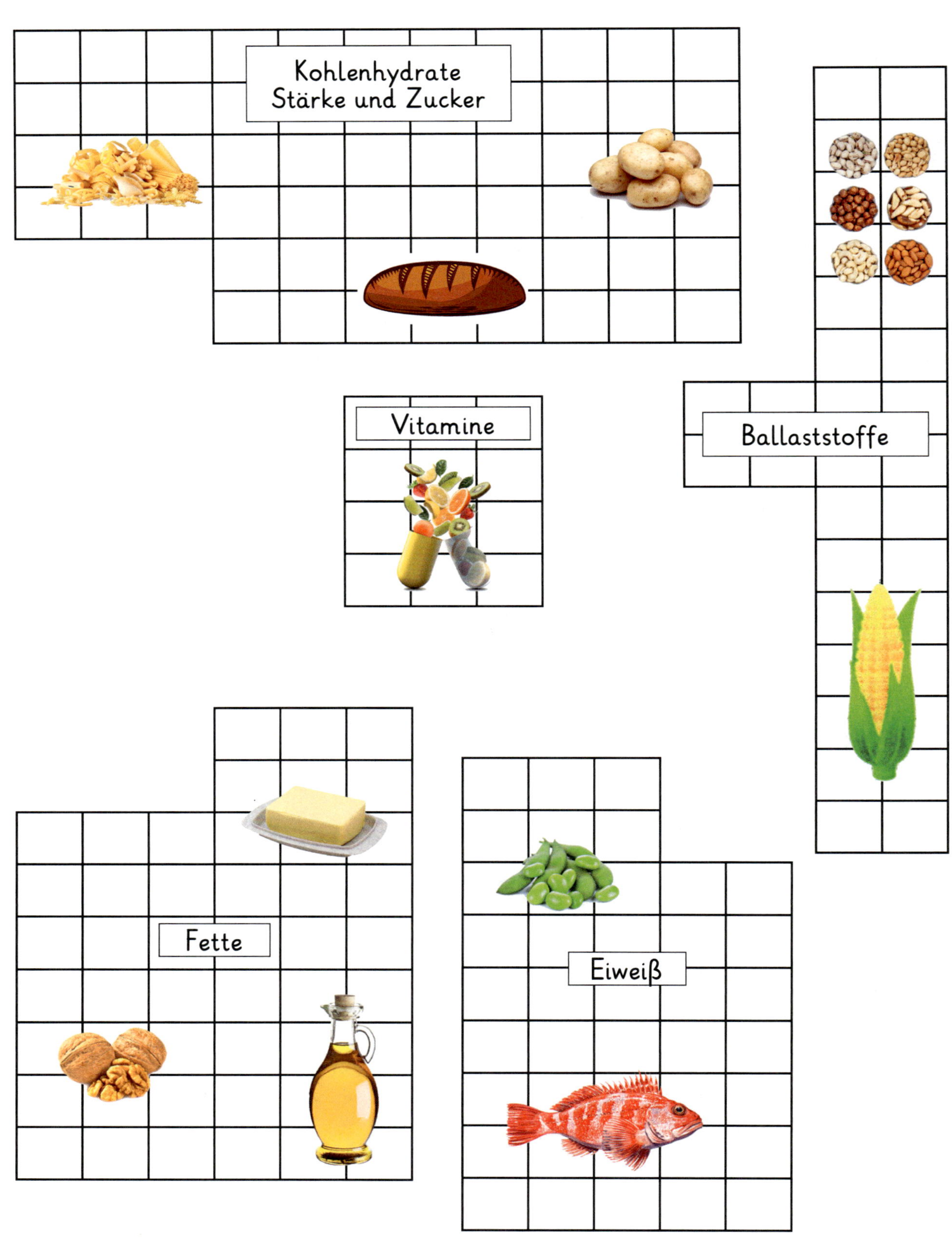

## Ohne Wasser läuft nichts!

Dein Körper besteht zum größten Teil (60 - 75 %) aus Wasser. Wasser hat viele wichtige Aufgaben, denn es gelangt in jede Zelle. Zellen sind die kleinsten Bausteine unseres Körpers. Wir haben ganz, ganz viele davon. Wasser trägt die Nährstoffe zu den verschiedenen Zellen unseres Körpers.

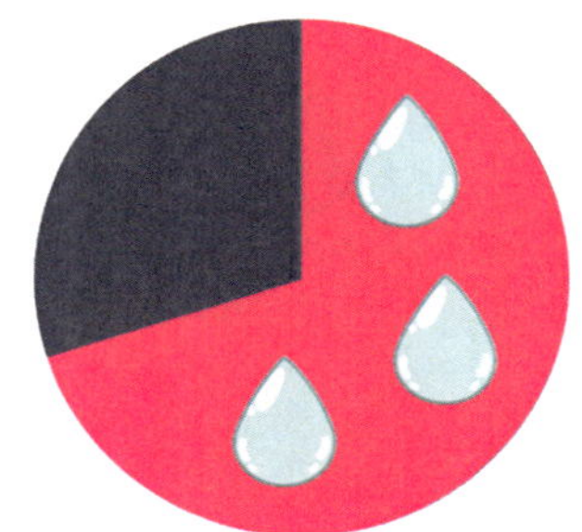

- Wasser kühlt unseren Körper. Wenn es heiß ist, schwitzen wir stark. Der Schweiß verdunstet und unsere Haut kühlt ab. So müssen wir trinken – am besten Wasser.
- Wasser ist auch wichtig für unsere Ausscheidungen. Durch unsere Nieren fließen jeden Tag etwa 1500 Liter Blut – das sind etwa 5 Badewannen voll. Die Nieren „reinigen" das Blut. Sie entfernen Giftstoffe. Das saubere Blut fließt in unseren Körper zurück. Die schädlichen Stoffe werden mit dem Harn (Pipi) ausgeschieden.
- Unser Darm braucht zur Verdauung Wasser, das unser Körper verliert.
- Selbst die Lunge gibt beim Atmen Wasser ab. Das kann man an einem kalten Tage beobachten, wenn der Atem „dampft".

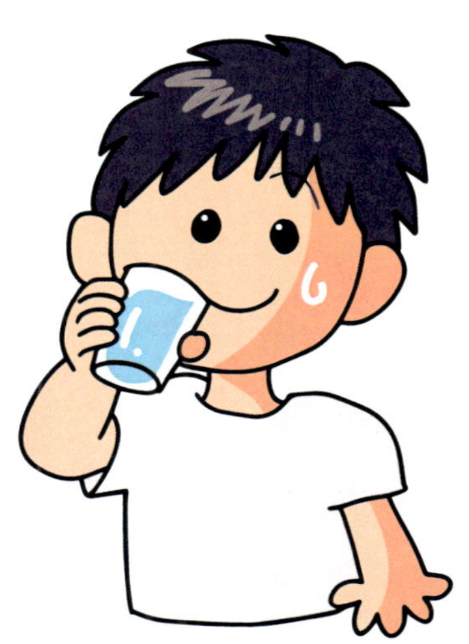

Der Flüssigkeitsspeicher in unserem Körper muss also regelmäßig aufgefüllt werden. Ohne Wasser würden wir nur etwa 3 Tage überleben.

<u>Aufgabe 6</u>: *Berichte zu jedem Körperteil, warum es auf jeden Fall Wasser braucht.*

Die Haut | Die Nieren | Der Darm | Die Lungen

Der gesunden Ernährung auf der Spur – Bestell-Nr. 12 844
KOHL VERLAG

# Die Kartoffel

Die Kartoffel ist kein Obst und zählt bei uns auch nicht zu den Gemüsen. Aber bei der täglichen Nahrung spielt sie eine große Rolle.

Auch die Kartoffel kam mit den Seefahrern aus Südamerika. Seit fast 300 Jahren wird sie in Deutschland angebaut. Während früher einfach die gelben Knollen gekocht und gegessen wurden, kennen wir heute viele Kartoffelgerichte.

Aus der Saatkartoffel (= Mutterknolle) entwickeln sich die Triebe. Die Triebe über der Erde bilden Stängel, Blätter und Blüten. Aus den Blüten entwickeln sich die Beeren. Das sind die Früchte der Kartoffel. Sie sind giftig, es wird einem ganz schön übel davon!

Die Triebe unter der Erde bilden Wurzeln und Knollen. Durch die Wurzeln nimmt die Pflanze Nährstoffe auf. Die Knollen sind unsere Kartoffeln, die wir essen!

<u>Aufgabe 1</u>:

a) *Hier seht ihr die ganze Kartoffelpflanze. Malt sie bunt an! (Blüten rosa, Beeren und Blätter grün, Stiele dunkelgrün, die neuen Kartoffeln hellbraun, die alte Kartoffel schwarz).*

b) *Was macht man alles aus Kartoffeln?*

c) *Beschreibe dein Kartoffel-Lieblingsgericht.*

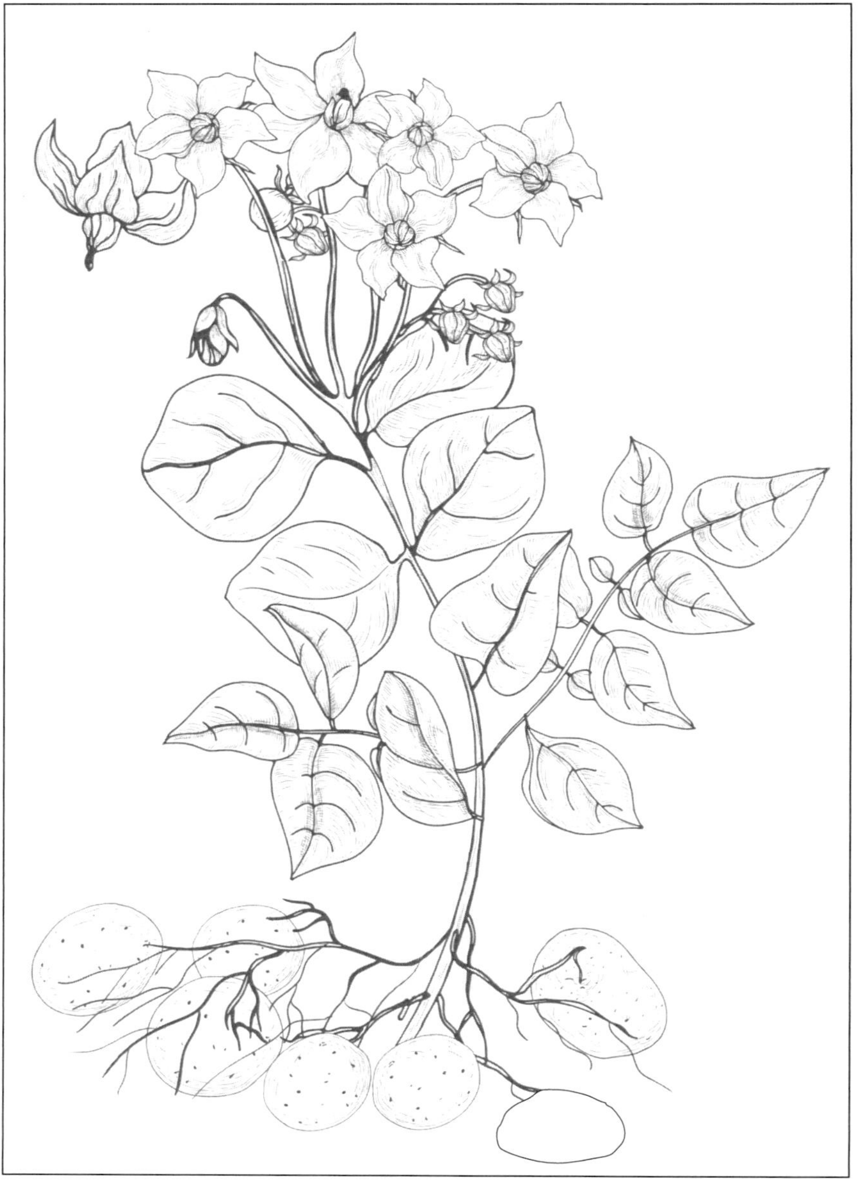



KOHL VERLAG Der gesunden Ernährung auf der Spur – Bestell-Nr. 12 844

# Stärke-Nachweis in der Kartoffel (oder im Brot)

Die Stärke in der Kartoffel und auch im Brot machen uns satt und geben uns Kraft. Mit Jodlösung kann man Stärke in einem Lebensmittel nachweisen. Lebensmittel, die Stärke enthalten, färben sich mit der Lösung dunkelblau. Wir testen, welche Lebensmittel Stärke enthalten:

**Ihr braucht:**

- je eine Scheibe Kartoffel, Gurke, Apfel und ein Stück Brot
- die Jodlösung

**So geht es:**

Lege die Kartoffel-, Brot-, Gurke- und Apfel-Scheiben (jeweils etwa 0,5 cm dick) aufKüchenpapier oder einen Teller. Gib auf jede einige Tropfen der Jodlösung. Beobachte! Was verfärbt sich blau? Was enthält also Stärke?

**Rätsel**

Es geht doch komisch zu auf der Welt
Im Frühjahr versteckt mich der Bauer im Feld
Im Herbst zieht er aus mit Frau und Kind
und sucht bis er mich wieder findt
Doch dann bin ich nicht mehr allein
ich habe viele Kinderlein!

**Blechkartoffeln**

Ihr braucht:

- 500 g geschälte Kartoffeln, 500 g geschälte Möhren,
- 200 g gewürfelter, durchwachsener Speck,
- nach Geschmack Pfeffer und Salz, etwas Öl und evtl. Dip

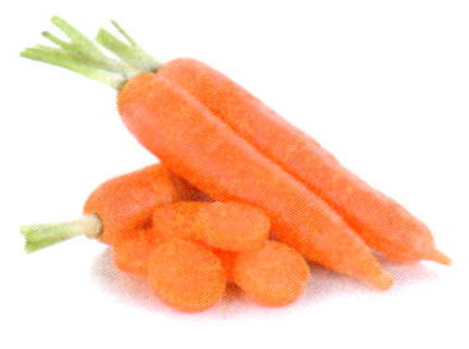

Kartoffel-, Möhren- und Speckwürfel mit Salz und Pfeffer würzen. Etwas Öl darüber geben und gut mischen.
Backblech mit Backpapier belegen,
Mischung darauf verteilen.
Bei 200 Grad etwa 20 bis 30 Minuten im Ofen backen.

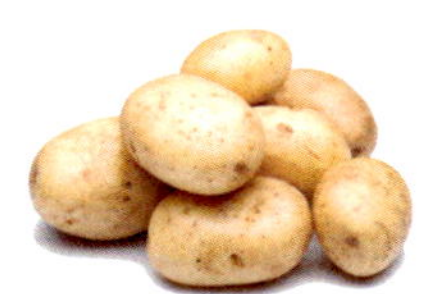

<u>Dip</u>: Quark Dip mit Kräutern

500 g Quark mit etwas Milch oder Wasser glatt rühren, mit Salz und Pfeffer abschmecken und frische, gehackte Kräuter (Petersilie, Schnittlauch, Dill) zugeben.

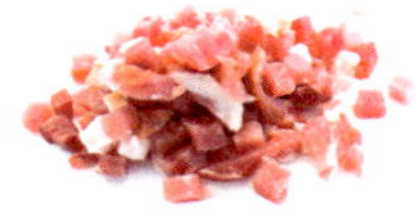

Der gesunden Ernährung auf der Spur – Bestell-Nr. 12 844

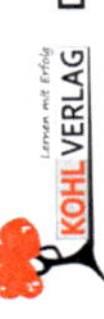

## Nudeln

Auch Nudeln enthalten viele Kohlenhydrate. Es gibt „normale" Nudeln und Vollkornnudeln. Vitamine und Ballaststoffe befinden sich überwiegend in den Randschichten des Getreidekorns. Nur bei der Verwendung von Vollkornmehl bleiben alle diese wertvollen Inhaltsstoffe erhalten. Es gibt auch Nudeln aus Erbsen, Linsen oder Bohnen.

## Nudelbilder

**Ihr braucht:**

- Bierdeckel oder Pappe, wenn es größer werden soll
- Acrylfarben für den Hintergrund
- breiter Pinsel
- verschiedene Nudeln
- Alleskleber oder Weißleim

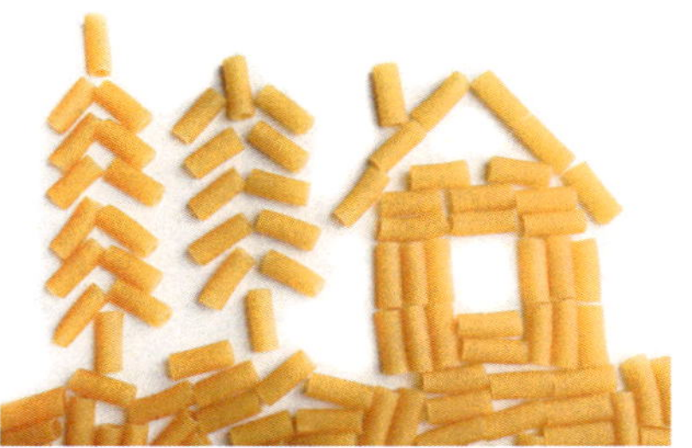

**So geht es:**

- Malt eure Pappe oder den Bierdeckel farbig an
- Ist die Farbe trocken, gestaltet ihr euer Bild.
- Schiebt erst die Nudeln ein wenig hin und her, bis euch das Bild gefällt.
- Dann klebt ihr die Nudeln auf.

## Nudeltanz

**Ihr braucht:**

- eine Flasche Sprudel mit viel Kohlensäure
- einige Nudeln

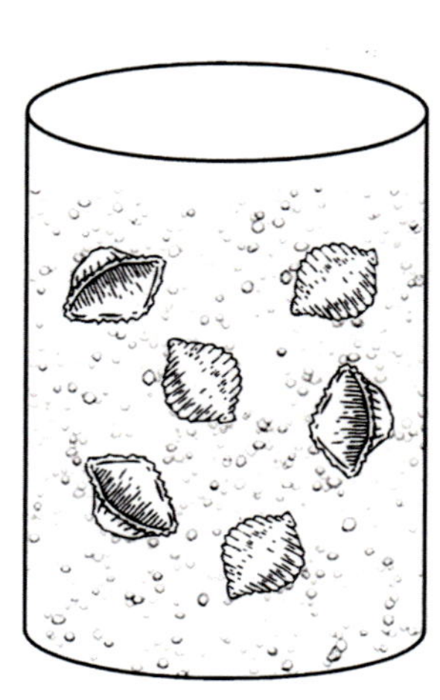

**So geht es:**

- Füllt ein großes Glas mit Sprudelwasser. Je mehr es sprudelt, umso besser.
- Nun gebt ihr einige Nudeln dazu.
- Versucht es mit verschiedenen Sorten.

**Was passiert?**

Einige Nudeln trudeln zum Grund. Sie bleiben dort aber nicht lange. Nach einiger Zeit steigen sie wieder auf und dann beginnt das Spiel von vorne.

**Wie kommt das?**

Wenn ihr genau hinschaut, seht ihr an den Nudeln kleine Luftblasen. Sie wirken wie Schwimmflügel und lassen die Nudel nach oben steigen. An der Oberfläche lösen sich einige Blasen. Dadurch werden die Nudeln schwerer. Sie sinken wieder, bis sich genug neue Blasen gebildet haben und sie wieder aufsteigen. Das geht so lange wie noch Kohlensäure im Wasser ist. Die sorgt nämlich für die Bläschen. Mit frischem Sprudel könnt ihr die Tänzer wieder in Schwung bringen.

# Wir mahlen Getreide zu Mehl:

**Ihr braucht:**

- Getreidehalme: (Ihr könnt einen Bauern um Getreidehalme bitten. Oder ihr könnt Getreide auf dem Stoppelfeld sammeln. Vielleicht habt ihr auch Getreide aus eurem Schulgarten?)
- einen Holzklotz oder Gummihammer
- eine feste Unterlage
- Es gibt verschiedene Möglichkeiten, das Getreide zu mahlen:
  1. Steine zum Mahlen
  2. einen Mörser
  3. eine Handmühle (alte Kaffeemühle)
  4. eine elektrische Mühle (Getreide- oder Kaffeemühle)
- ein grobes und ein feines Sieb
- eine Schüssel für das Mehl
- zum Vergleich eine Portion „normales" Haushaltsmehl im Glas

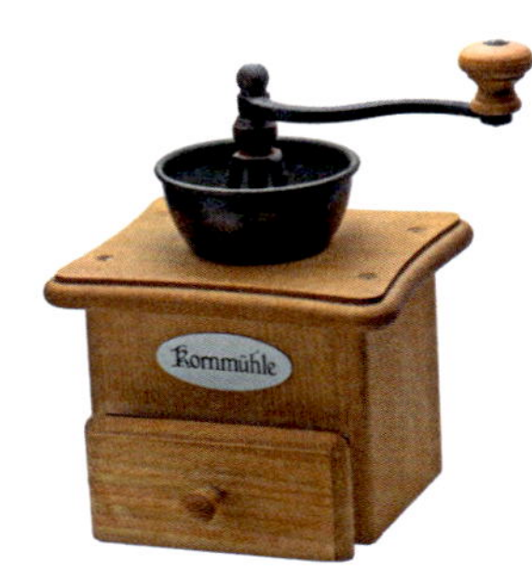


**So geht es:**

- Dreschen: mit dem Holzklotz oder Gummihammer schlagt ihr auf die Ähren, bis sich die Körner lösen und heraus fallen.

  Sammelt sie in einer Schüssel!
- Vor dem Mahlen wird das Getreide gereinigt. Manchmal sind Sand oder kleine Steine dabei, auch Erde oder Unkraut, sogar giftiges! Also wird alles aussortiert, was kein Getreidekorn ist!
- Nun geht es ans Mahlen: Jede Gruppe stellt mit einem „Werkzeug" (Steine, Mörser, Handmühle, elektrische Mühle) Mehl her.
- Das Mehl wird gesiebt, die Kleie (Schalenteile) kann nochmals gemahlen werden.
- Und nun könnt ihr ein Blumentopf-Brot backen!

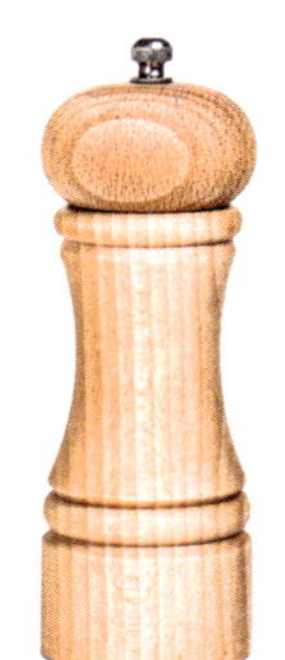

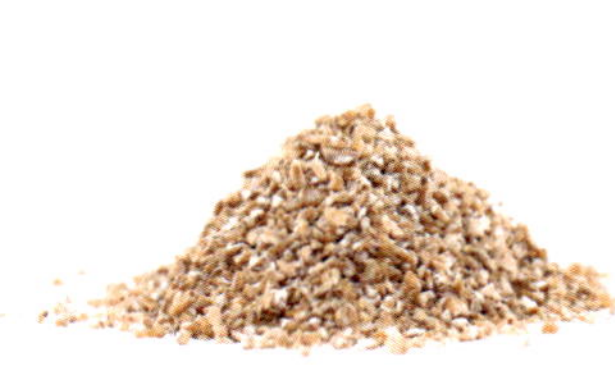

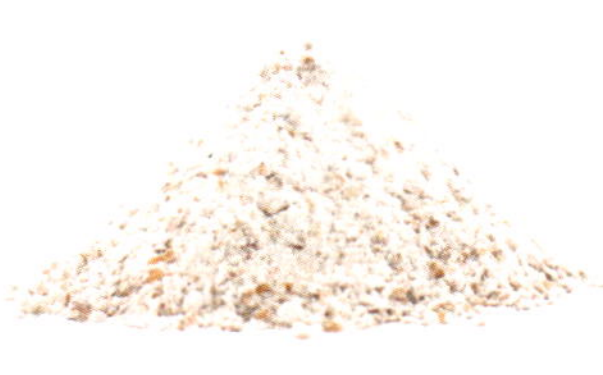

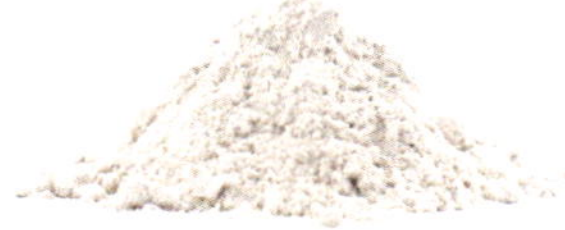

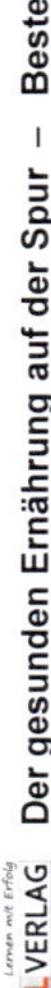

# Ein Topfbrot backen

Ein Rezept aus dem alten Ägypten: Das Topfbrot hat man einst in Lehmformen über dem Feuer gebacken. Anstelle der alten Lehmform nehmt ihr einfach Blumentöpfe!

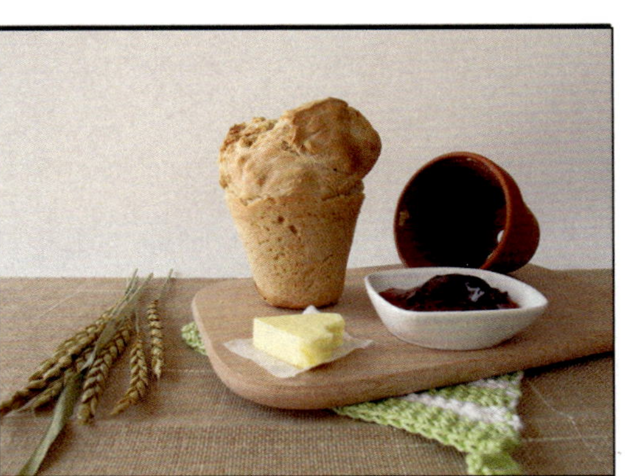

- **Zubereitungszeit:** 30 Minuten
- **Backzeit:** 25 Minuten

**Für 3 Brote braucht ihr:**

- 100 g Butterschmalz
- 500 g Weizen-Vollkornmehl
- 1 EL Trockenhefe
- 4 EL Honig
- 300 ml Milch
- 3 neue Blumentöpfe (mit einem Durchmesser von etwa 12 cm)

**So geht es:**

- Knetet aus Mehl, Hefe, Honig und Milch in einer Schüssel einen Teig. Bedeckt die Schüssel mit einem Tuch und lasst den Teig an einem warmen Ort eine halbe Stunde gehen.
- Reibt in der Zwischenzeit die Innenwände der Blumentöpfe großzügig mit Butterschmalz ein und stellt sie ein paar Minuten bei 150 Grad in den Ofen. Holt sie heraus, lasst sie abkühlen und wiederholt den Schritt. Legt dann ein Backblech mit Backpapier aus, stellt die Töpfe darauf und schiebt das Ganze in den Ofen, jetzt bei 200 Grad.
- Währenddessen formt ihr aus dem Teig drei gleich große Kugeln. Nun muss es schnell gehen: Öffnet die Ofentür, gebt in jeden Topf eine Kugel und stülpt die Blumentöpfe dann um. Achtung: unbedingt Topflappen benutzen, sonst verbrennt ihr euch die Finger!
- Nach fünf Minuten macht ihr den Ofen aus, lasst die Töpfe aber noch 20 Minuten darin stehen. Dann holt ihr sie heraus. Die Brote sollten sich nun leicht aus den Töpfen lösen lassen. Wenn nicht, helft nach, indem ihr die Ränder mit einem Messer löst.
- Wenn ihr die Blumentöpfe ein wenig verziert, entsteht ein hübsches, kleines Geschenk.

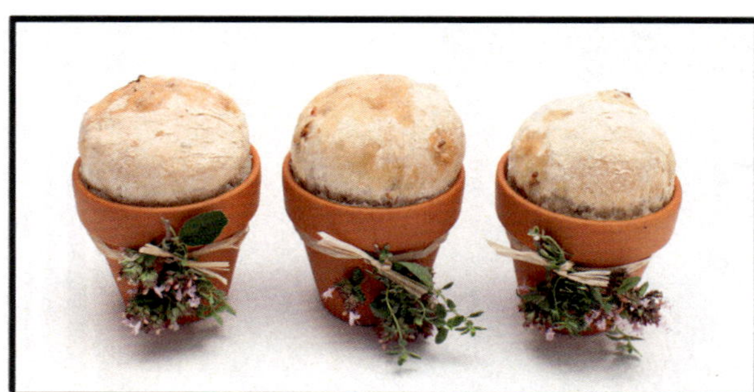

# 3 Obst und Gemüse

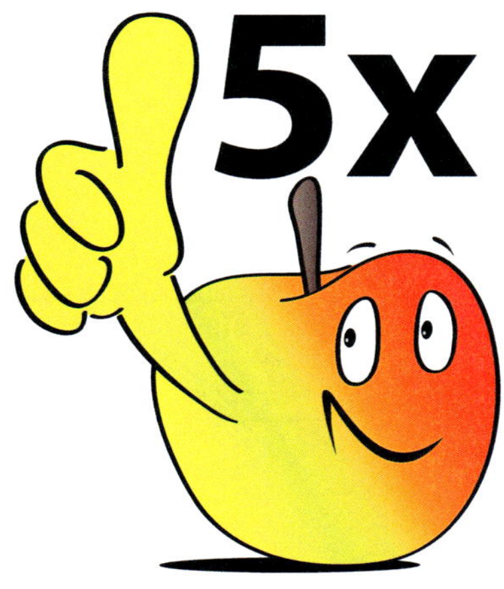


## 5 am Tag

„5 am Tag" bedeutet, dass du 5-mal am Tag Obst und Gemüse essen sollst, um fit und gesund zu bleiben! Obst und Gemüse enthalten wichtige Vitamine, Mineralstoffe, Spurenelemente und Ballaststoffe. Um die verschiedenen Vitamine usw. zu erhalten, solltest du verschiedene Sorten essen. Das wären z. B. Gemüse, Salat, Obst, Nüsse oder Trockenfrüchte.

**Aufgabe 1:** *Male oder schreibe auf, was du am liebsten essen würdest. Achte darauf, dass 5mal Obst und Gemüse enthalten sind!*

| | |
|---|---|
| 1 | |
| 2 | |
| 3 | |
| 4 | |
| 5 | |

## Obst und Gemüse unterscheiden

<u>Aufgabe 2</u>: *Was ist Obst und was Gemüse? Male die Kärtchen unten an! Schneide sie aus. Klebe sie nach Obst und Gemüse geordnet oben auf.*

| Obst | Gemüse |
|---|---|
| | |
| | |
| | |

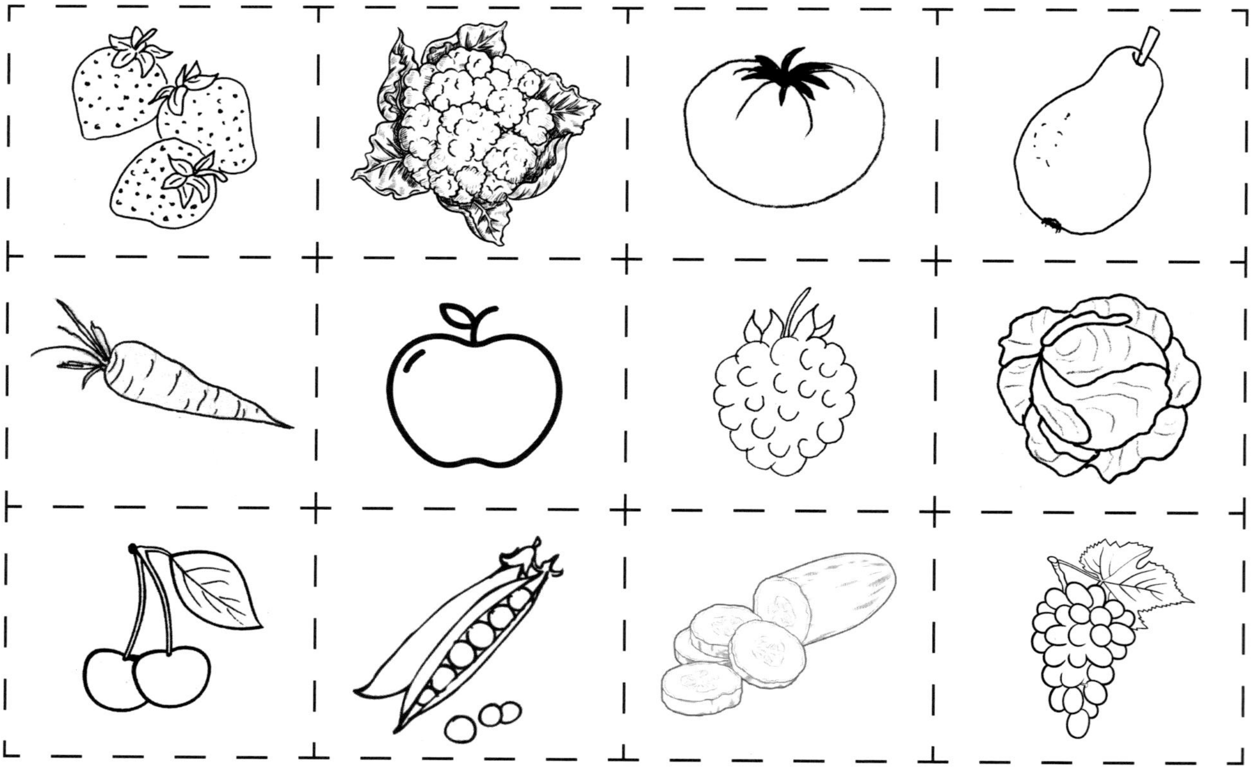

KOHL VERLAG Der gesunden Ernährung auf der Spur – Bestell-Nr. 12 844

## Welches Gemüse ist das?

Aufgabe 3: *Schneide die Bilder unten aus. Füge die verschiedenen Hälften richtig zusammen. Welche Gemüsearten erhältst du?*

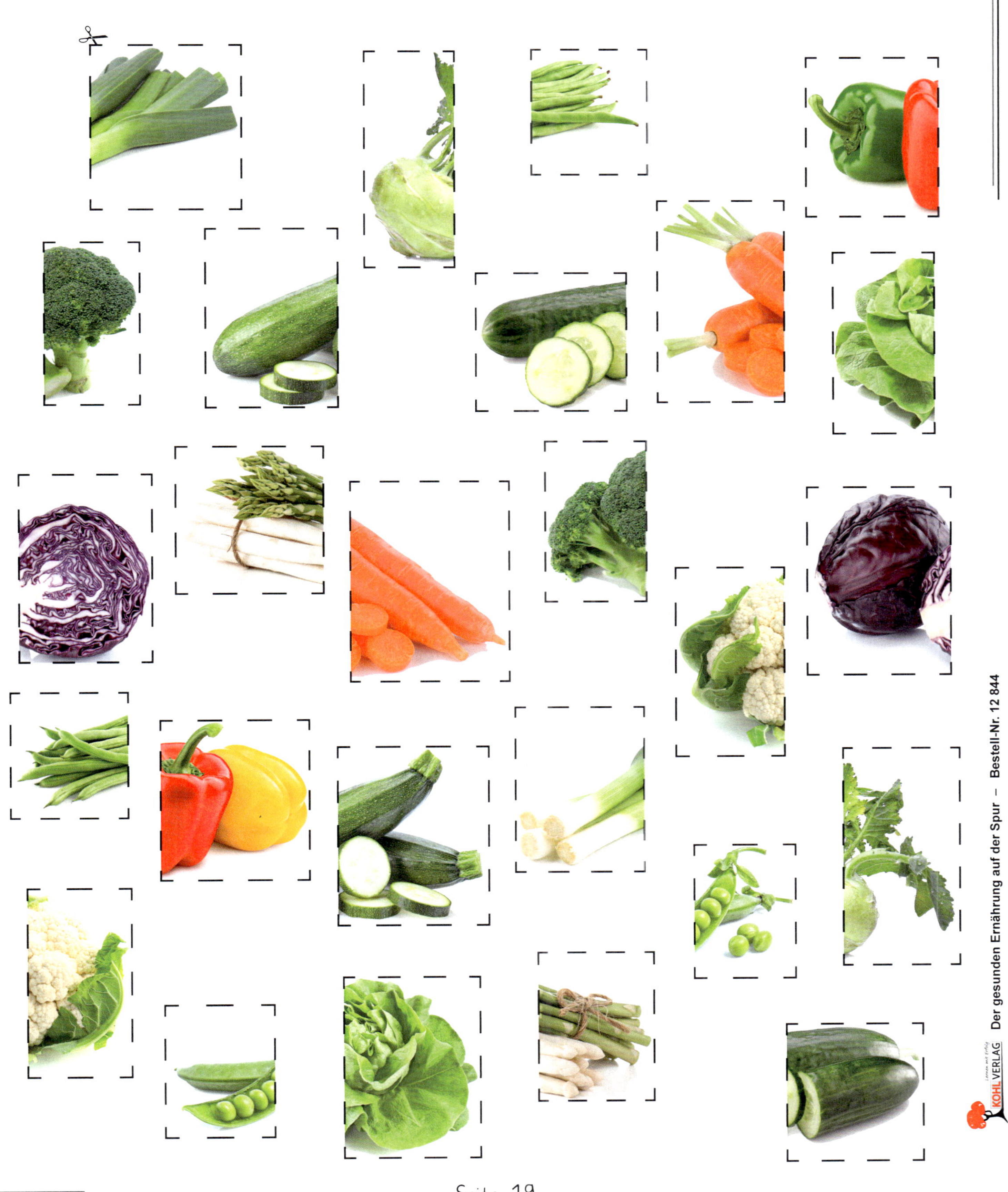

Der gesunden Ernährung auf der Spur – Bestell-Nr. 12 844
KOHL VERLAG

## Sprossen

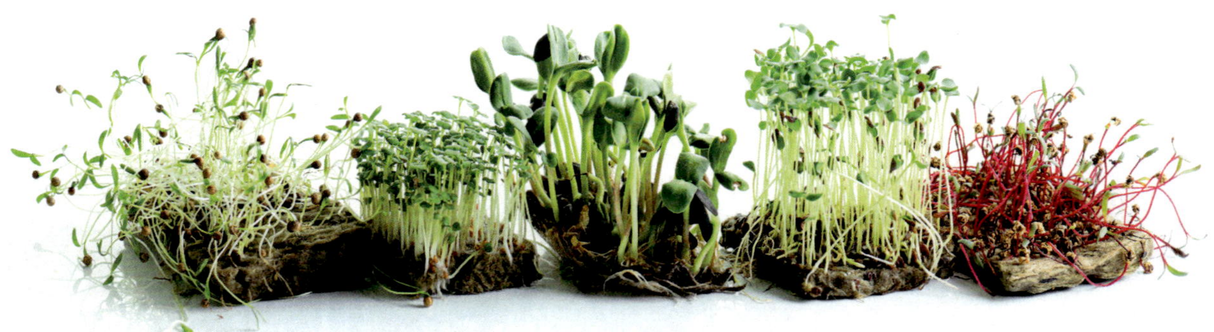

Kein Gemüse kann die Sprossen übertreffen. Sie liefern viele Vitamine und Mineralien. Die Samen können das ganze Jahr über z. B. auf der Fensterbank gezogen werden. Alles, was man braucht ist ein Keimgefäß, Wasser und natürlich die Keimsaaten.

In jedes Keimglas (oder Schüsselchen) füllt man einige Keimsaaten (etwa ein Esslöffel) und gibt so viel Wasser hinzu, dass die Samen darin über Nacht quellen können. Am nächsten Tag schüttet man das Wasser weg, spült die Samen (am besten in einem Sieb) und gibt sie dann ohne Wasser in die Keimgläser zurück. Viele Sprossen kann man bereits nach 24 Stunden essen, z. B. Mungbohnensprossen, Sonnenblumensprossen oder Getreidekeimlinge.

Hier die 4 Regeln, die man befolgen sollte:

- Keimlinge regelmäßig (mind. 2mal täglich) mit frischem Wasser spülen.
- Die Keimlinge sollen feucht bleiben, aber nicht im Wasser liegen.
- Die beste Temperatur ist normale Raumtemperatur.
- Die Keimlinge brauchen viel Platz zum Atmen – den Keimbehälter nicht zu voll machen
- Fertig gekeimte Sprossen kann man abgedeckt einige Tage im Kühlschrank aufbewahren.

## Wir züchten Kresse

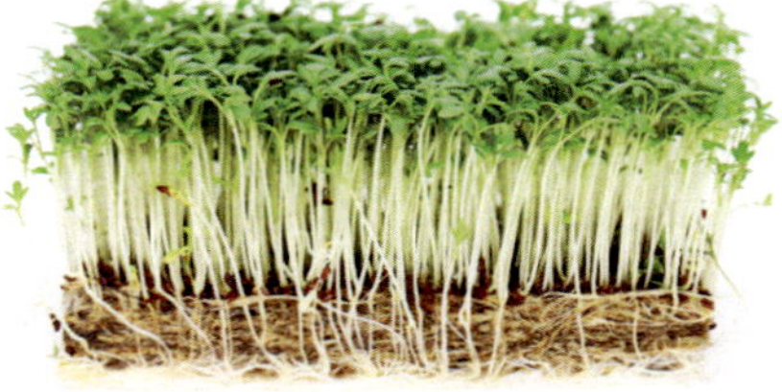

**Ihr braucht:**

- eine flache Schale, Kressesamen, Watte oder Küchenpapier, Wasser

**So geht es:**

- Legt die Watte in eure Schale und gebt ein wenig Wasser darauf
- sät die Kresse darauf und bringt ein Namenschildchen an
- stellt die Schalen auf die Fensterbank

Nun muss die Aussaat bis zur Ernte noch einige Tage gut feucht gehalten werden. Da die Kresse nicht in Erde eingesät wird, könnt ihr von Anfang an beobachten, wie sich die Pflänzchen entwickeln.



KOHL VERLAG Der gesunden Ernährung auf der Spur – Bestell-Nr. 12 844

## Kernobst – Der Apfel

Gesund-
brunnen
Vitamin A
Vitamin B12
Vitamin C
Vitamin B6
Vitamin B1
Vitamin E

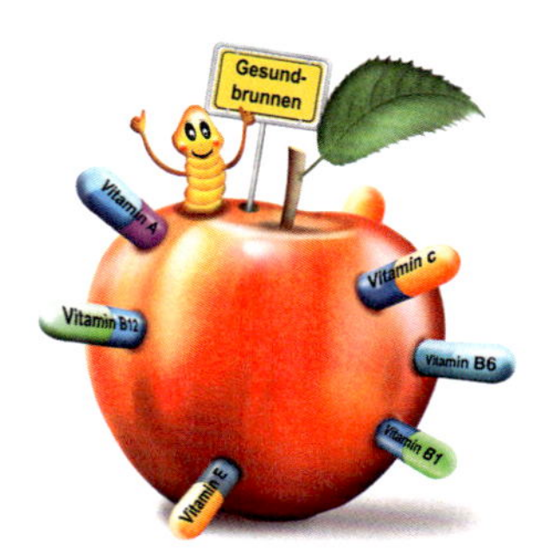

Der Apfel ist ein kleines Wunder – Vitamine, Mineralstoffe, Spurenelemente, Ballaststoffe – was er nicht alles enthält! Äpfel wachsen überall. Deshalb können wir sie hier auch das ganze Jahr essen. In Deutschland findet die Apfelernte von Mitte Juli bis Oktober statt. Äpfel sind sehr gesund. Richtig gelagert kann man Äpfel monatelang aufbewahren.

Ein frischer, knackiger Apfel enthält Vitamine, Ballast- und Mineralstoffe. Schälen wir ihn, geht bereits ein Teil der wertvollen Stoffe verloren. Kochen wir den Apfel zu Apfelmus, verliert er auch noch Ballaststoffe und Vitamin C.

Aufgabe 4: *Die Kinder berichten, wie die gesunden Vitamine und Mineralstoff beim Apfel verloren gehen.*

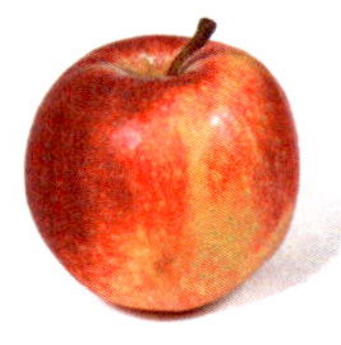

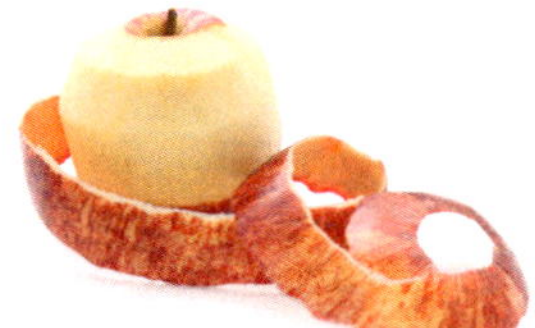

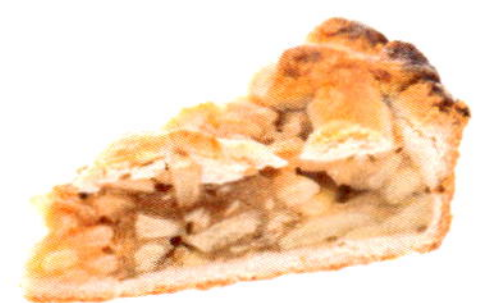

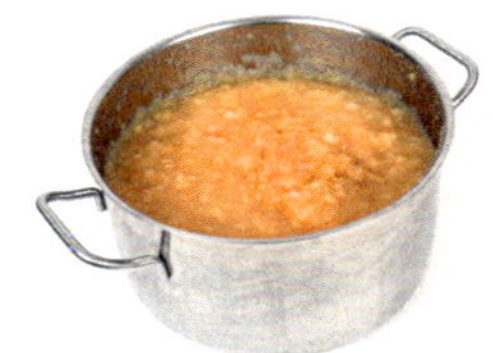

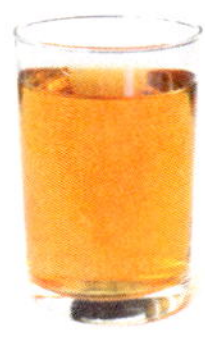

## In einem kleinen Apfel (altes Volksgut)

Aufgabe: *Male zu den 3 Strophen passende Bilder auf ein großes Blatt.*

In einem kleinen Apfel
(„Das klingt so herrlich" aus: Die Zauberflöte)
Volkstümlich
nach W. A. Mozart
C F
1. In mei - nem klei - nen Ap - fel da
G C
sieht es lus - tig aus: Es sind da - rin fünf
F C G C
Stüb - chen gar wie in ei - nem Haus.

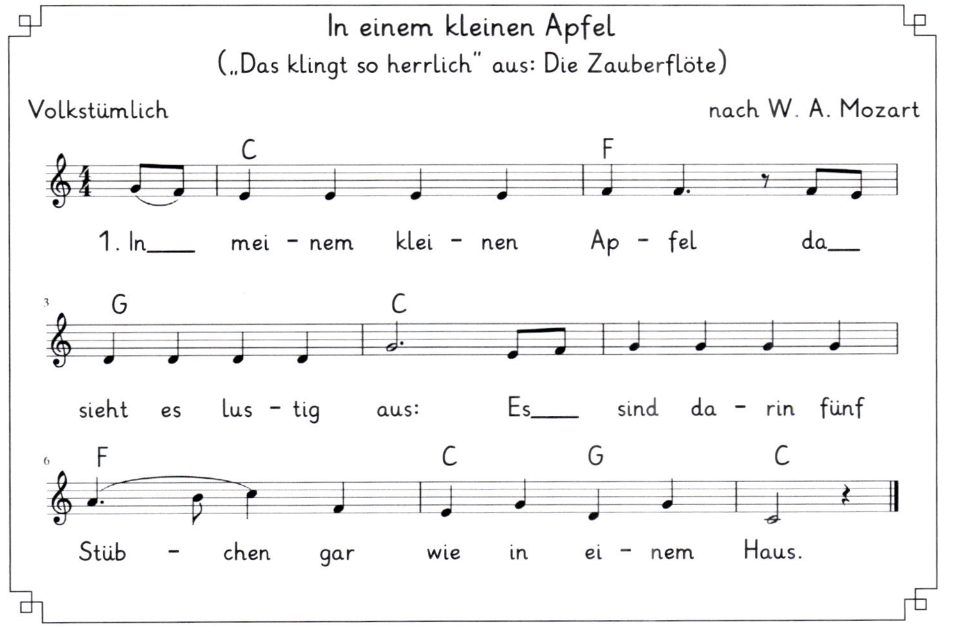

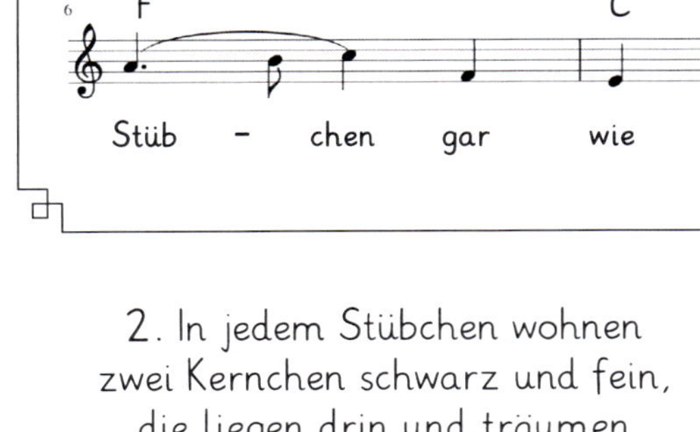

2. In jedem Stübchen wohnen
zwei Kernchen schwarz und fein,
die liegen drin und träumen
vom lieben Sonnenschein.

3. Sie träumen auch noch weiter
gar einen schönen Traum,
wie sie einst werden hängen,
am lieben Weihnachtsbaum.

KOHL VERLAG Der gesunden Ernährung auf der Spur – Bestell-Nr. 12 844

## Apfel- und Birnenpuzzle

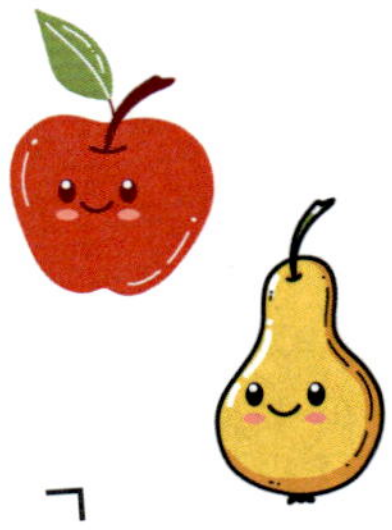

Aufgabe 5:

*Schneide die Apfel- und Birnenhälften aus. Setze sie richtig zusammen.*
*Wie viele Äpfel und Birnen erhältst du?*

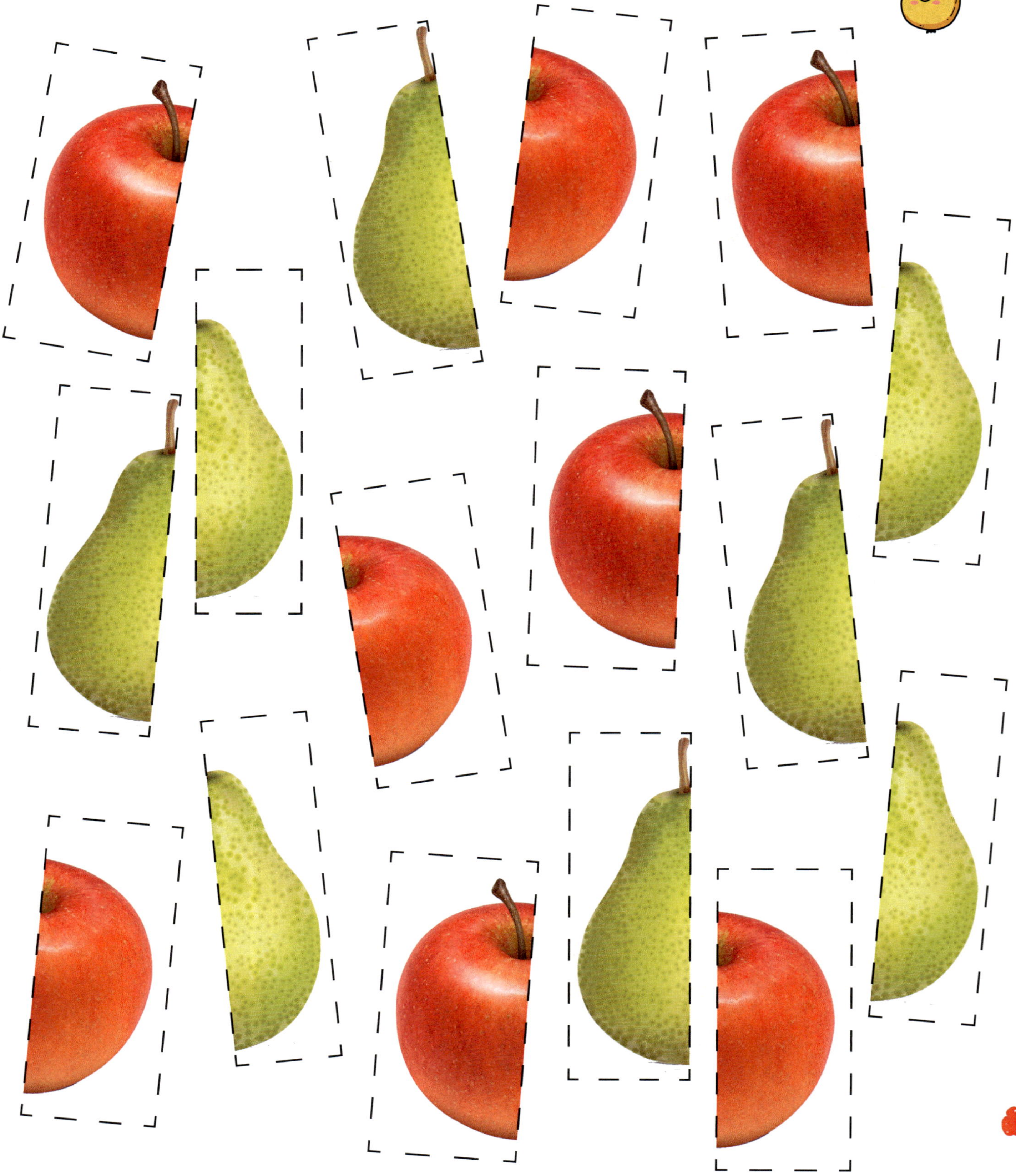

# Erdbeeren

Die Erdbeere stammt von der Walderdbeere ab. Bei uns ist von Juni bis Juli Erdbeerzeit, da kommen die Früchte frisch vom Feld. Oft kann man die Früchte selbst pflücken.

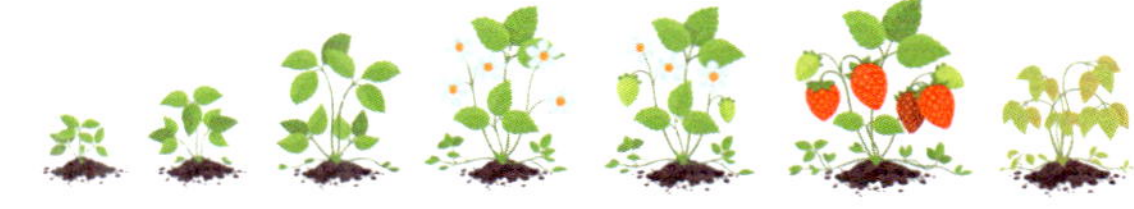

**Die Erdbeere und die Schnecke**

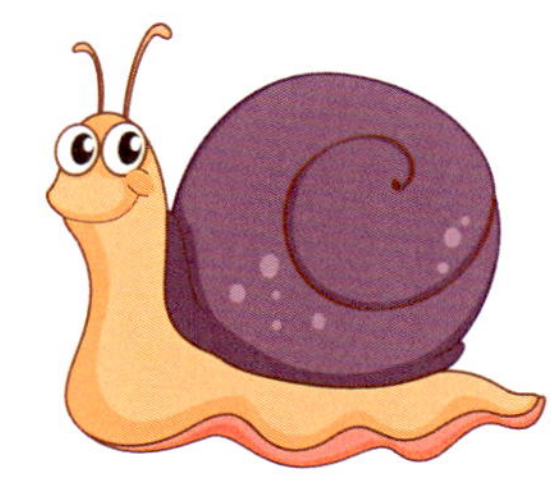

Die kleine, noch grüne Erdbeere wirft ihre letzten weißen Blütenblätter ab.

Da kriecht ganz langsam eine dicke Schnecke heran.
„Hallo", sagt sie, „du siehst aber noch nicht lecker aus".
„Bin ich auch nicht", erwidert die kleine grüne Erdbeere.

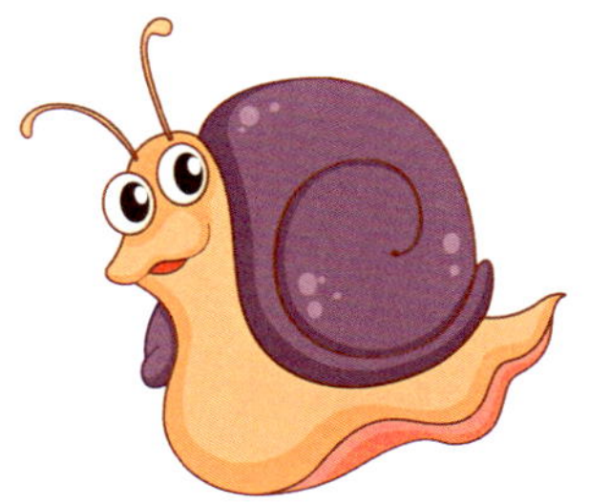

Wenige Tage später erscheint die dicke Schnecke wieder.
Die kleine grüne Erdbeere ist gewachsen und hat schon einige rote Stellen.
„Du", sagt die Schnecke, „bist aber immer noch keine süße Beere".
„Ich bin überhaupt keine Beere", entgegnet die grün-rote Erdbeere böse, „ich bin eine Nuss!"
„Haha!" lacht die Schnecke und verschwindet langsam.

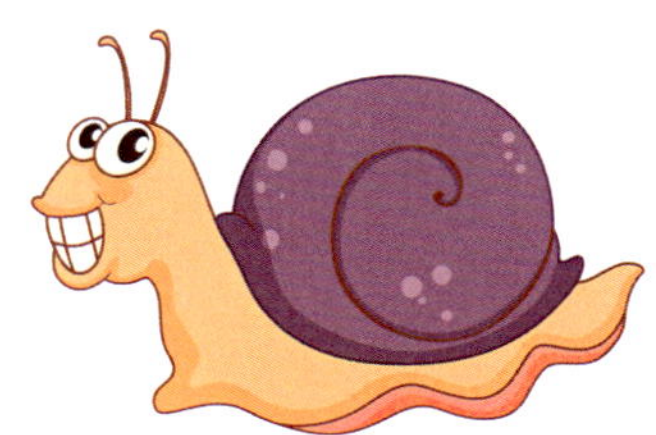

Endlich ist die kleine Erdbeere groß und rot geworden.
Die Schnecke kommt wieder.
„Nun siehst du lecker aus," sagt sie und streckt ihre Zunge aus.
„Nein!" ruft die dicke, rote Erdbeere entsetzt.

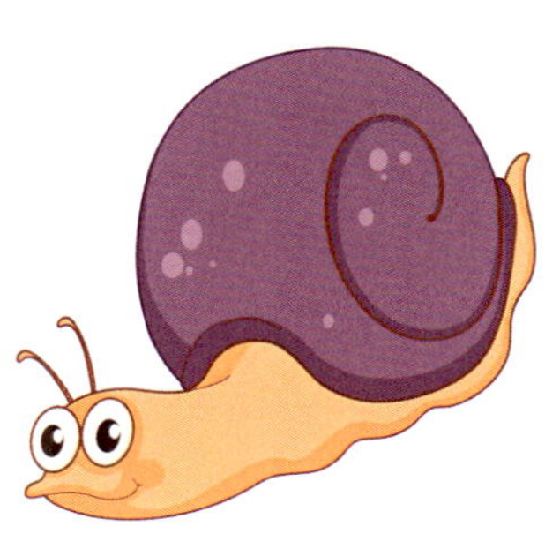

Da erscheint eine kleine Hand und zupft sie vorsichtig ab.
„Bäh!" lacht die Erdbeere und schielt zur Schnecke, „du kriegst mich nicht!"
Zufrieden liegt sie dann in einem Körbchen mit vielen anderen roten Erdbeeren, und wartet darauf, den Menschen eine Freude zu machen.

Aufgabe 6: *Welche anderen Beeren kennst du noch? Berichte!*

Der gesunden Ernährung auf der Spur – Bestell-Nr. 12 844
KOHL VERLAG

# Duftreise Obst

**Ihr braucht:**

- 5 – 6 kleine, saubere, gleiche und undurchsichtige Jogurtbecher,
- Alufolie,
- 5 – 6 Gummiringe,
- einen Filzstift zum Beschriften der Becher,
- 5 – 6 verschiedene Obstsorten, z. B. Apfel, Banane, Erdbeere, Ananas, Orange .

**So geht es:**

- Die Obstarten nummerieren und die Zahlen unter dem Becher notieren.
- Die Jogurtbecher mit je einer Obstsorte (in kleinen Stücken) füllen.
- Alufolie drüber decken und mit dem Gummiring befestigen.
- In die Folie vorsichtig ein paar Löcher pieken.

**Schnuppertest:**

- Nun riecht ihr der Reihe nach an den verschiedenen Früchten.
- Berichtet, welche Zahl zu welcher Frucht gehört.
- Vergleicht, wenn alle geschnuppert haben.
- Wer hat die beste Nase und kennt sich aus?
- Welches Obst duftete am besten für euch?

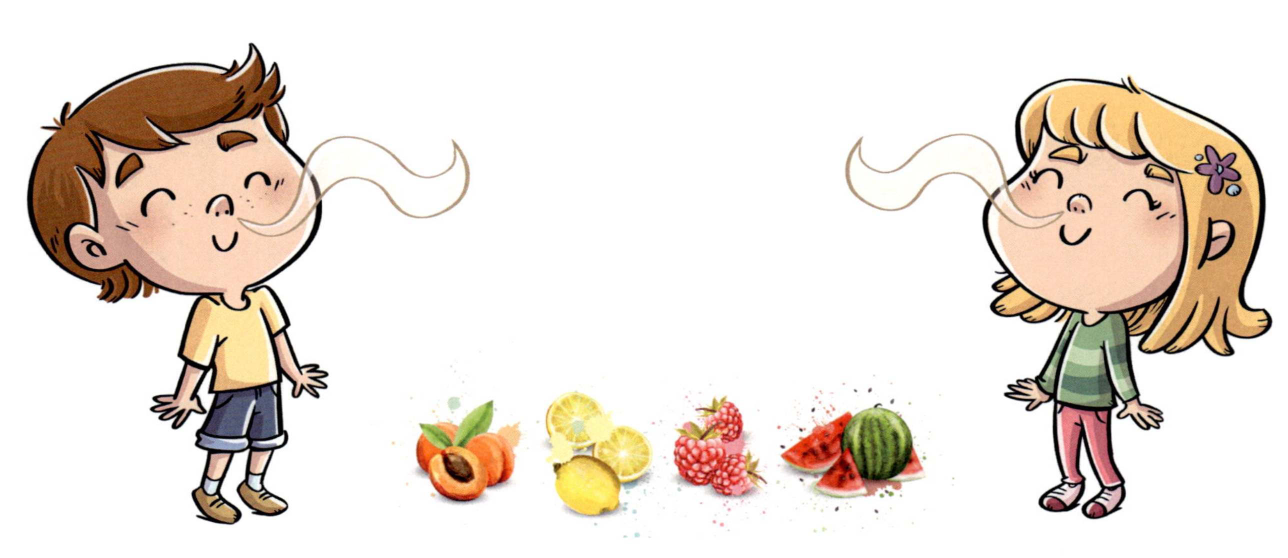

KOHL VERLAG Lernen mit Erfolg – Der gesunden Ernährung auf der Spur – Bestell-Nr. 12 844

# Das gesunde Pausenbrot

Einige Kinder essen in der Pause Schokoriegel oder Plätzchen. Darin ist viel Zucker. Aber keine Ballaststoffe und keine Vitamine! Der Zucker bringt zwar schnell Energie, aber die verschwindet genauso schnell wieder. Man hat erneut Hunger. Man fühlt sich viel wohler, wenn man Lebensmittel isst, die einen langfristig mit Energie versorgen. Dazu gehören Obst und Gemüse, aber auch Vollkornbrot oder Orangensaft.

Dabei sein sollte:

- Brot (am besten Vollkorn) mit einem Belag, den du gerne magst
- dazu Vitamine: ein halber Apfel, ein Stück Gurke, ein paar Trauben
- ausreichend zu trinken: Wasser oder Tee in einer wieder verschließbaren Flasche.

<u>Aufgabe 1</u>: *Hier war die Hexe dran! Sie hat alle gesunden Zwischenmahlzeiten geteilt. Schneide die Kärtchen aus! Lege sie richtig zusammen! Klebe sie auf ein Blatt!*

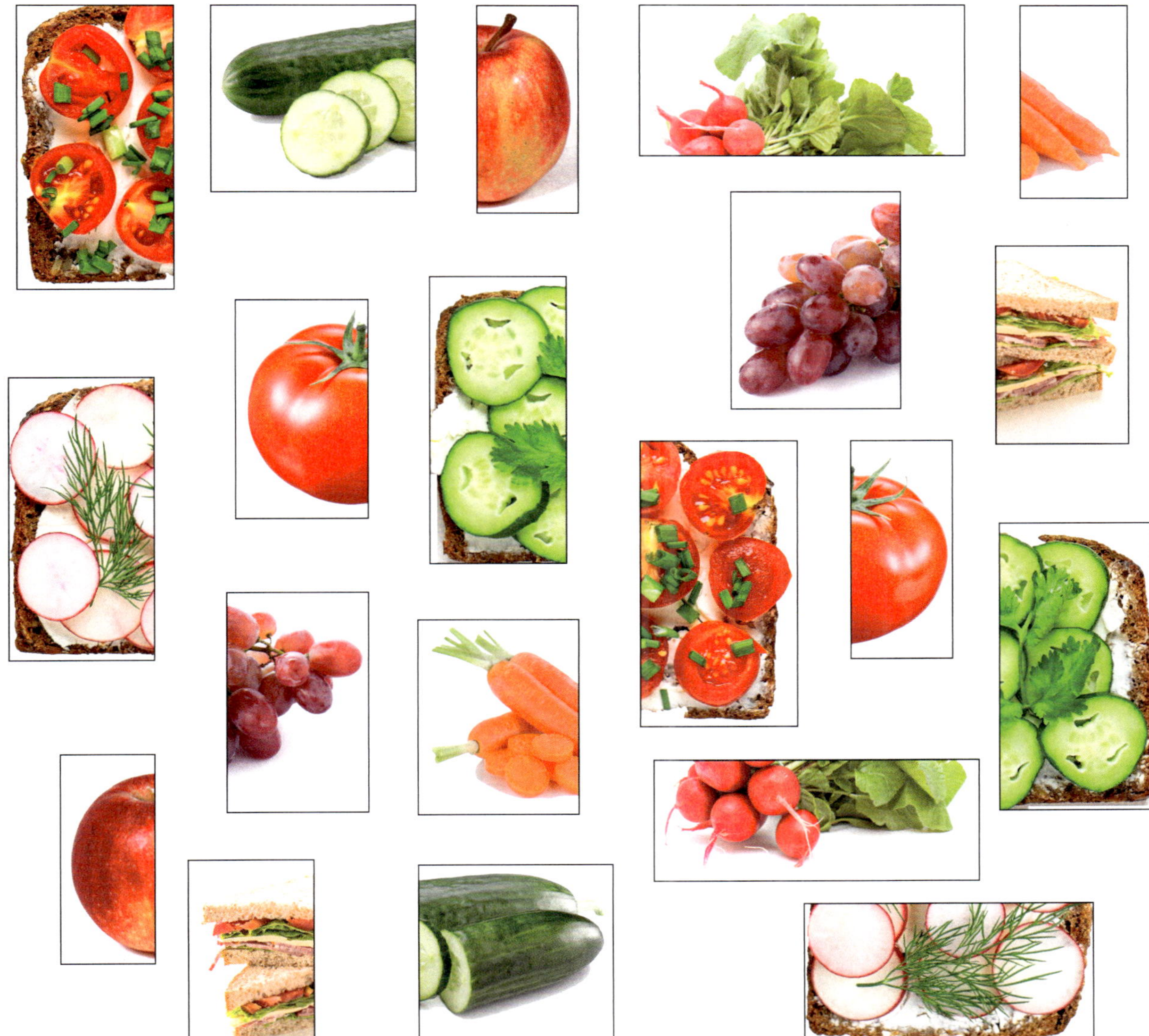

## Wer isst ein gesundes Frühstück?

Aufgabe 2: *In der Pause essen fast alle Kinder ein zweites Frühstück. Kreuze an, wer deiner Meinung nach ein gesundes Frühstück verzehrt.*

1

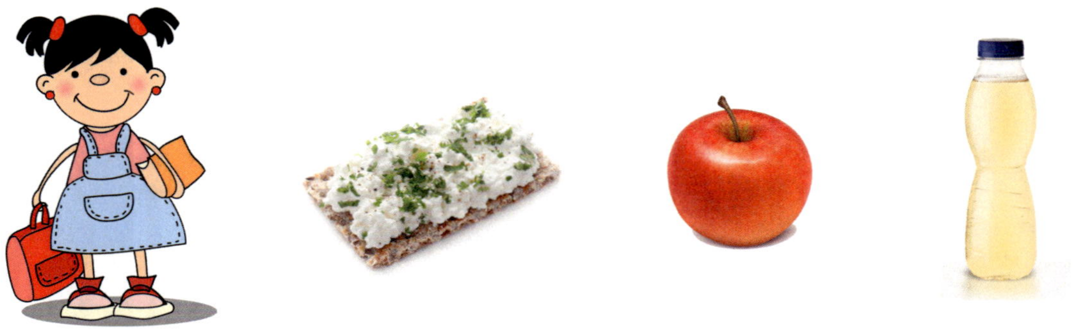

2

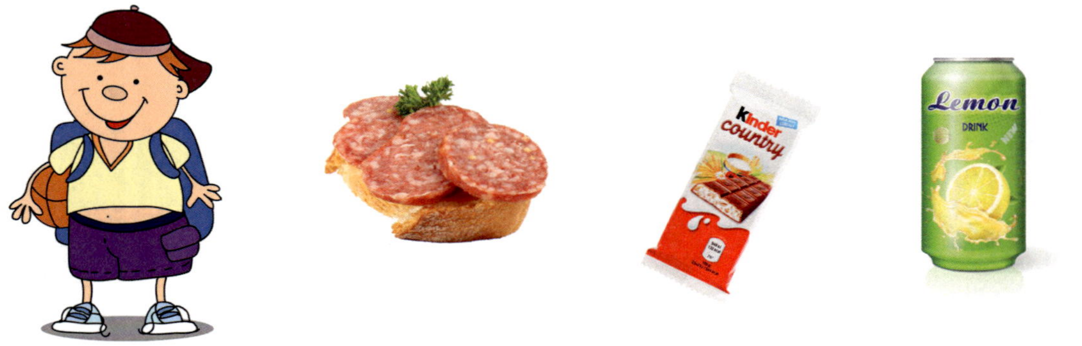

3

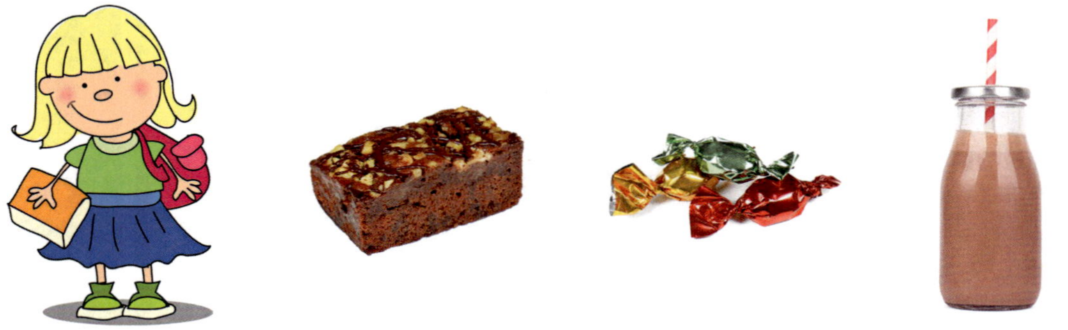

4

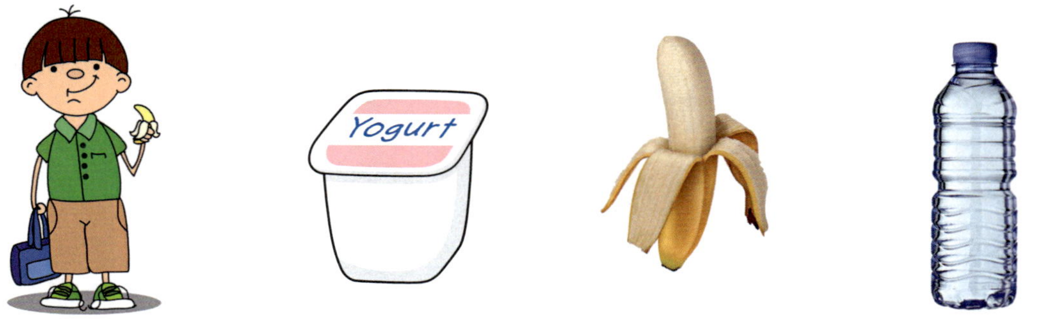

# Was und wie viel sollst du essen?

Die Ernährungspyramide zeigt uns an, wie viel von jedem Nahrungsmittel wir essen sollen. Jeder Baustein der Pyramide steht für eine Portion. Das Maß für eine Portion ist die eigene Hand. Die Portionen wachsen also mit: Kleine Kinder, kleine Hände – große „Kinder", große Hände.

Du kannst also jeden Tag

- 6 – mal trinken,
- 5 – mal Obst und Gemüse essen
- 4 – mal Brot, Nudeln, Reis oder Kartoffeln essen
- 4 – mal Milch, Käse, gesunde Fette und Nüsse essen
- 3 – mal Fisch, Eier, Wurst oder Fleisch essen
- 2 – mal Sahne oder Butter und
- einmal Kuchen, Eis, Pommes oder Süßigkeiten zu dir nehmen.

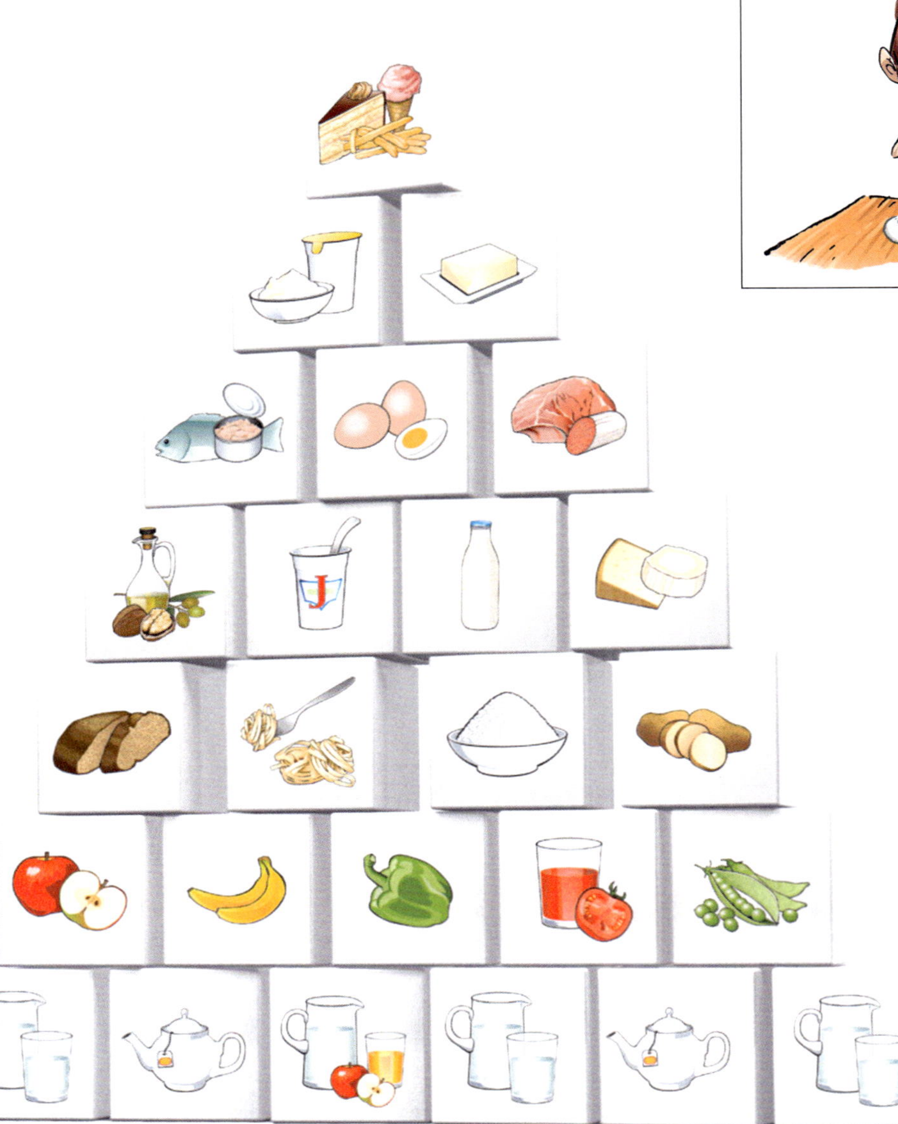

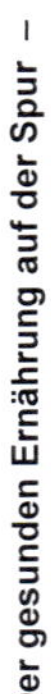
Der gesunden Ernährung auf der Spur – Bestell-Nr. 12 844
KOHL VERLAG

# 5 Die Ernährungspyramide

**Aufgabe 1**: *Schneide die Kärtchen aus! Klebe sie zur richtigen Gruppe in der Nahrungspyramide!*

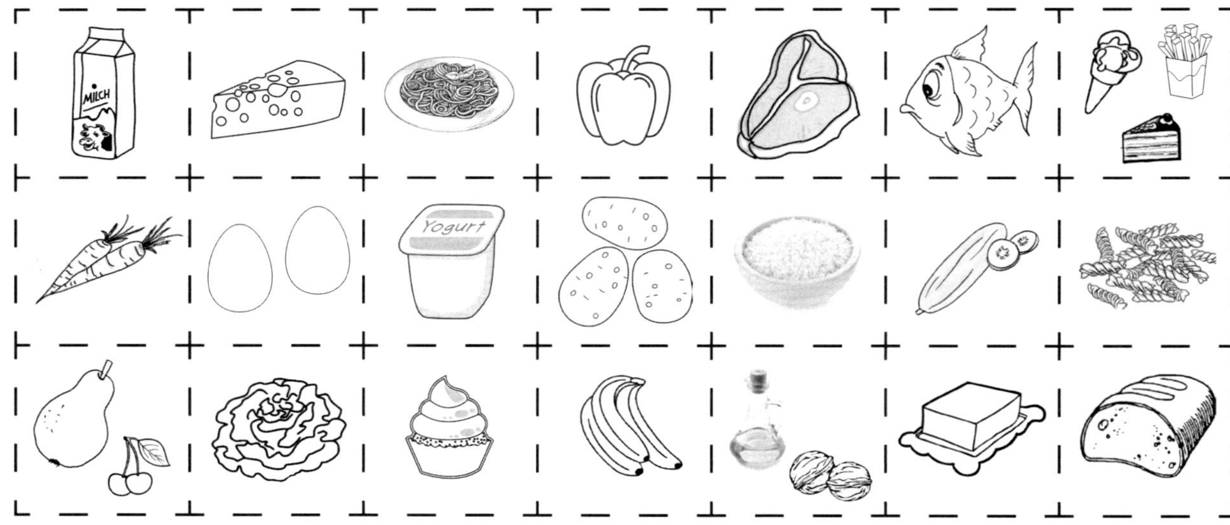

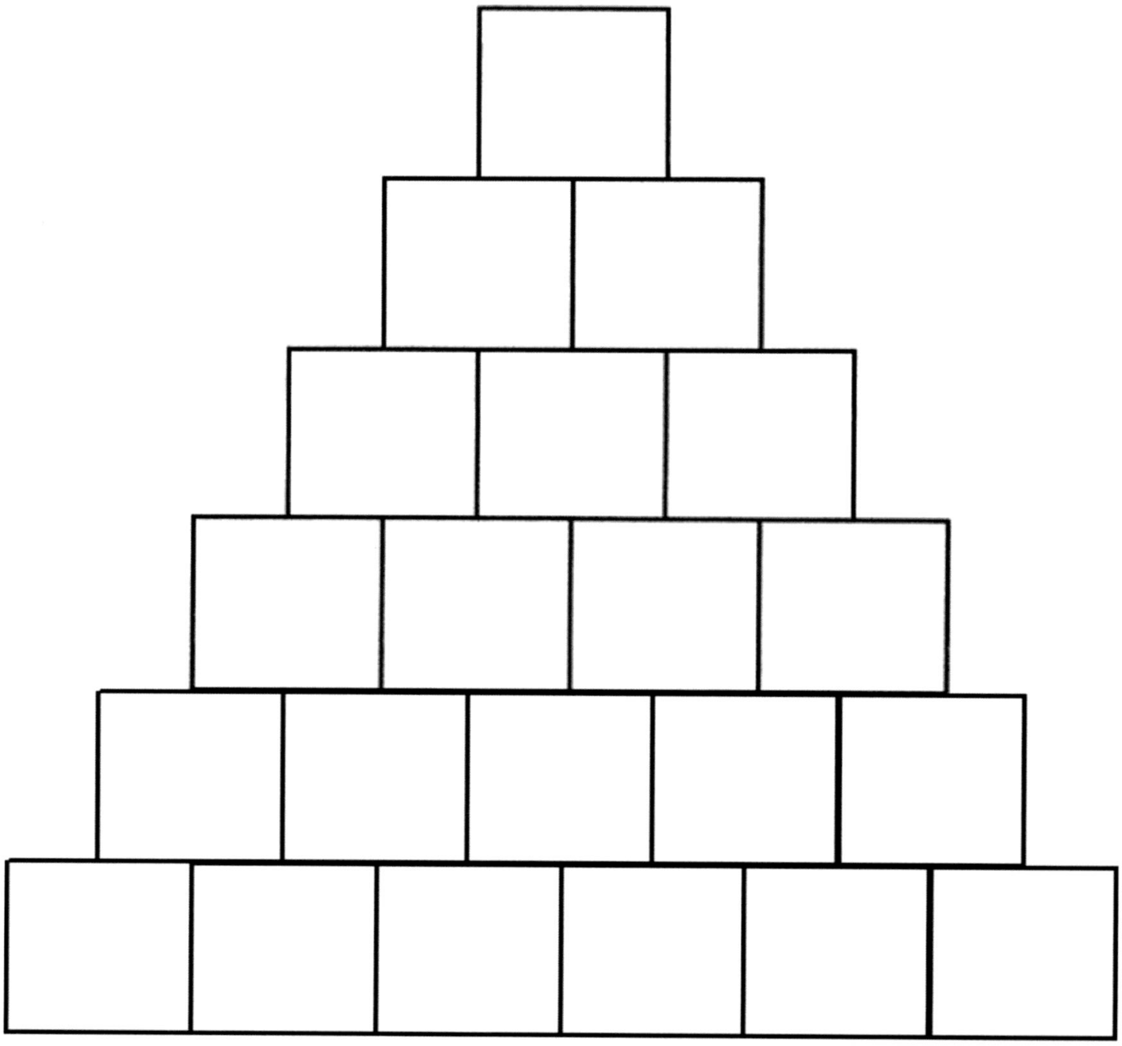

# Rätsel zu den Nährstoffen

Aufgabe 2: *Sudoku I*

| | | | |
|---|---|---|---|
| MILCH | | | |
| | | | |
| | | | |
| | | | |

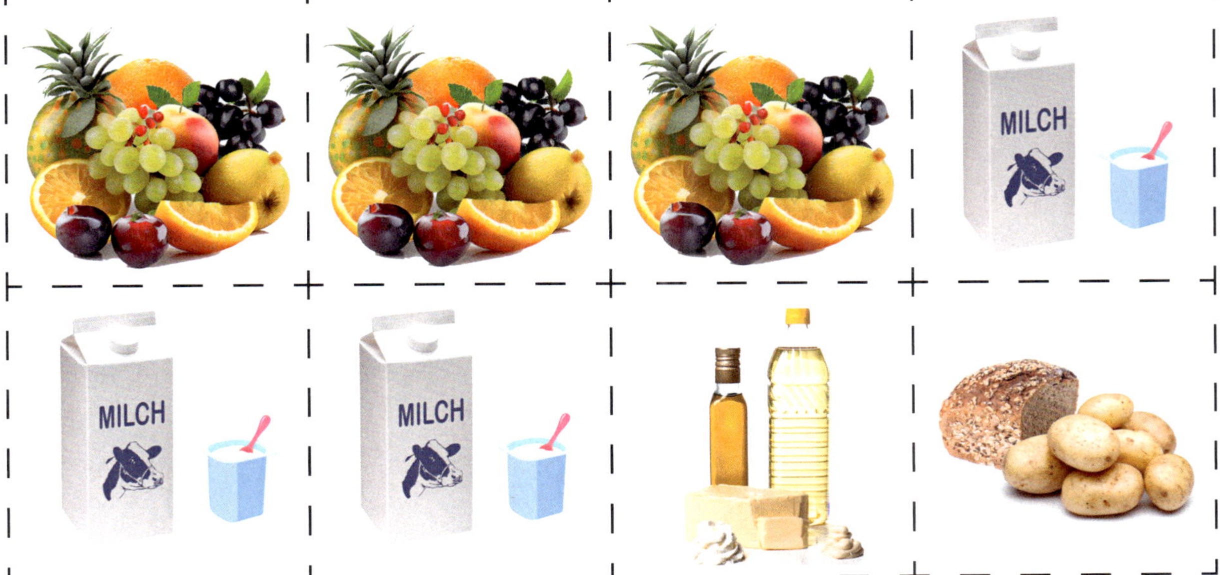


Der gesunden Ernährung auf der Spur – Bestell-Nr. 12 844
KOHL VERLAG

**Aufgabe 3**: *Sudoku II*

# Lösungen

## 1 Die Bausteine unserer Nahrung

Seite 5 **Aufgabe 1:**

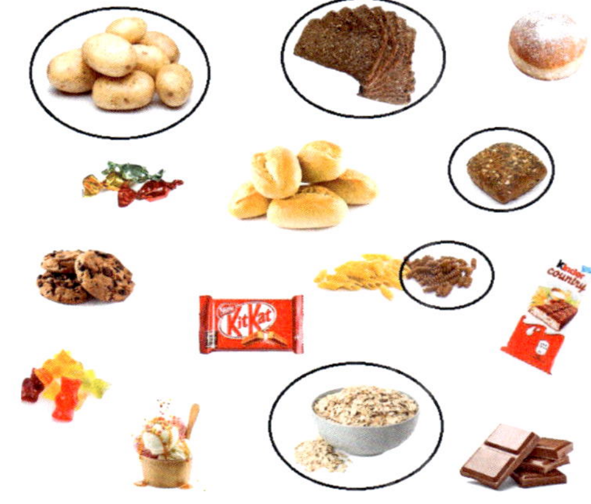

Seite 6 **Aufgabe 2 a:** Eiweiße braucht unser Körper zum Aufbau von Muskeln, Organen, Knochen und Zellen. Da unser Körper keinen Eiweißspeicher besitzt, muss er regelmäßig mit Eiweiß versorgt werden.

**Aufgabe 2 b:** Tierisches Eiweiß: Milch, Fleisch, Fisch, Käse und Eier
Pflanzliches Eiweiß: Hülsenfrüchte (Erbsen, Bohnen, Linsen …),
Pilze, Getreide und Nüsse

Seite 8 **Aufgabe 3:** Gesunde Fette findet man in Nüssen, Pflanzenölen, Avocado und Fisch (Lachs).

Seite 9 **Aufgabe 4:** Wasserlösliche Ballaststoffe zeigt das Bild 1, wasserunlösliche Bild 2.

Seite 10 **Aufgabe 5:**

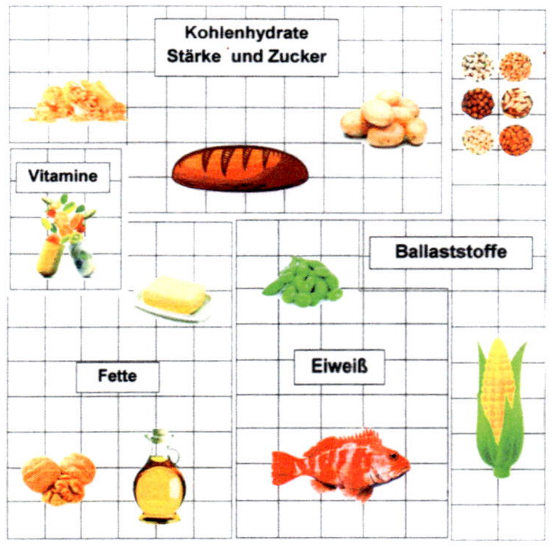


## 2 Die Bausteine unserer Nahrung

Seite 12 **Aufgabe 1 a:**

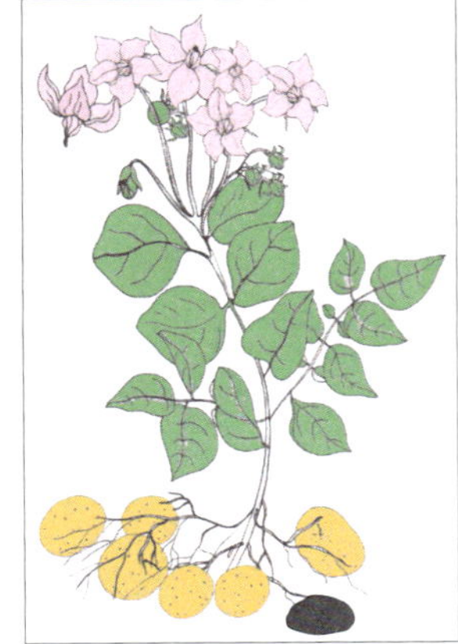

KOHL VERLAG Der gesunden Ernährung auf der Spur – Bestell-Nr. 12 844

# Lösungen

## 2 Die Bausteine unserer Nahrung

Seite 12 — **Aufgabe 1 b**: Aus Kartoffeln macht man Pommes frites, Klöße, Chips, Püree, Kroketten, Bratkartoffeln, Gratin …

**Aufgabe 1 c**: Freie Antworten

## 3 Obst und Gemüse

Seite 17 — **Aufgabe 1**: Freie Antworten

Seite 18 — **Aufgabe 2**: Gemüse sind: Brokkoli, Tomate, Möhre, Salat, Erbsen und Gurke. Zum Obst gehören Erdbeeren, Birne, Apfel, Himbeeren, Kirschen und Weintrauben.

Seite 19 — **Aufgabe 3**: Du findest: Paprika, Spargel, Erbsen, Gurke, Brokkoli, Bohnen, Salat, Möhren, Zucchini, Rotkohl, Blumenkohl, Kohlrabi und Porree (Lauch).

Seite 21 — **Aufgabe 4**: Schälen wir den Apfel, geht bereits ein Teil der wertvollen Stoffe verloren. Kochen wir den Apfel zu Apfelmus, verliert er auch noch Ballaststoffe und Vitamin C.

Seite 22 — **Aufgabe 5**: Du erhältst 4 Äpfel und 4 Birnen.

Seite 23 — **Aufgabe 6**: Es gibt noch Himbeeren, Brombeeren, Stachelbeeren, Johannisbeeren, Heidelbeeren, Preiselbeeren

## 4 Gesunde Zwischenmahlzeiten

Seite 25 — **Aufgabe 1**: Radieschen-, Tomaten- und Gurkenbrot sind gesund. Auch Gurke, Möhren, Radieschen, Trauben und der Vollkorntoast-Doppeldecker sind eine gute Pausenmahlzeit.

Seite 26 — **Aufgabe 2**: Die Bilder 1 und 4 zeigen ein gesundes Frühstück.

## 5 Die Ernährungspyramide

Seite 28 — **Aufgabe 1**:

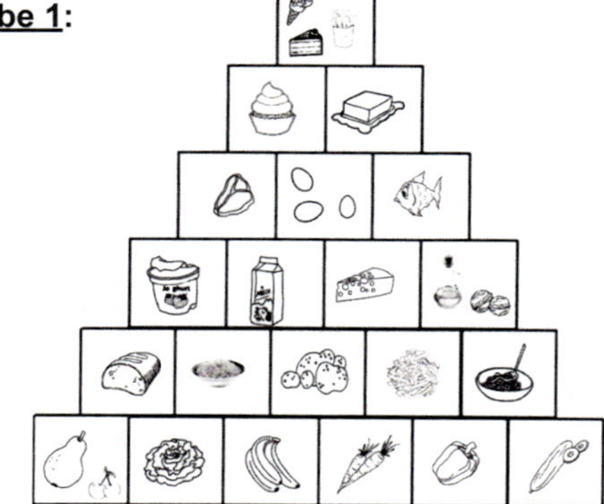

Seite 29/30 — **Aufgabe 1**:

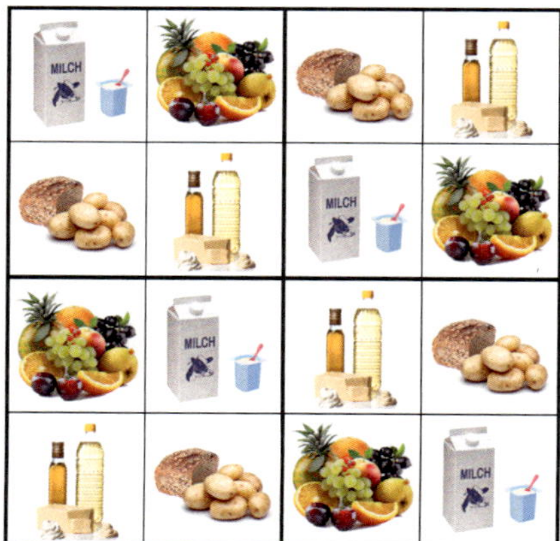

**Aufgabe 2**:

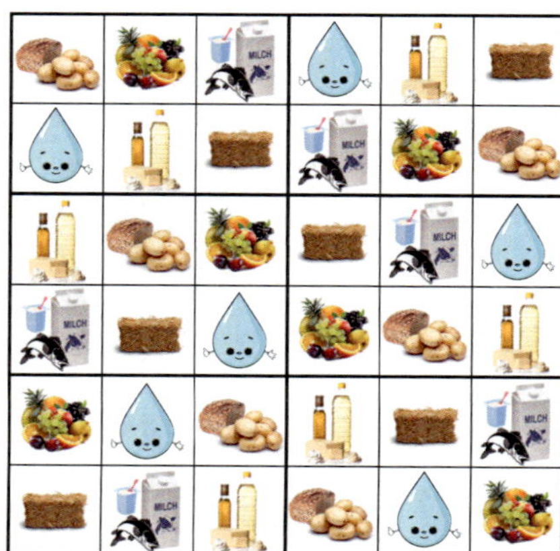